Dr. Puneet Kumar
Dr. Madhu Arora

FIOS DE ARCO EM ORTODONTIA

Dr. Puneet Kumar
Dr. Madhu Arora

FIOS DE ARCO EM ORTODONTIA

ScienciaScripts

Imprint

Any brand names and product names mentioned in this book are subject to trademark, brand or patent protection and are trademarks or registered trademarks of their respective holders. The use of brand names, product names, common names, trade names, product descriptions etc. even without a particular marking in this work is in no way to be construed to mean that such names may be regarded as unrestricted in respect of trademark and brand protection legislation and could thus be used by anyone.

Cover image: www.ingimage.com

This book is a translation from the original published under ISBN 978-620-8-17170-4.

Publisher:
Sciencia Scripts
is a trademark of
Dodo Books Indian Ocean Ltd. and OmniScriptum S.R.L publishing group

120 High Road, East Finchley, London, N2 9ED, United Kingdom
Str. Armeneasca 28/1, office 1, Chisinau MD-2012, Republic of Moldova, Europe
Printed at: see last page
ISBN: 978-620-8-24814-7

INTRODUÇÃO

O desenvolvimento de um sistema de forças ortodônticas ótimo, previsível e eficaz baseia-se no conhecimento da mecânica, dos biomateriais e da sua interação. O fio do arco tem sido uma parte integrante do aparelho ortodôntico, desde que o Dr. Edward Angle colocou o primeiro aparelho na boca do paciente.[1]

O fio de arco é a base de todos os aparelhos ortodônticos mecânicos. Na prática, as forças criadas pelos aparelhos ortodônticos são transmitidas por meio de arcos, que são selecionados em termos de tamanho, material, propriedades e dobrados para fornecer a força desejada. Idealmente, os arcos devem ser projectados para mover os dentes com forças contínuas leves. Essas forças podem reduzir o potencial de desconforto para o paciente, a hialinização dos tecidos e a reabsorção dos dentes. Quando a força é aplicada, o fio de arco deve comportar-se elasticamente durante um período de semanas a meses. Para atingir estes objectivos, estão disponíveis no mercado vários fios de arco. Cada sistema de liga tem propriedades e caraterísticas únicas. Mas nenhum fio de arco é o melhor para todas as fases e nenhum fio de arco é ideal. Várias propriedades e caraterísticas devem ser consideradas na procura do fio de arcada ideal. Entre elas estão a estética, a biocompatibilidade, o atrito, a formabilidade, a soldabilidade, a resiliência e o retorno elástico.[2] A compreensão da relação bem equilibrada que existe entre as técnicas aplicadas e os princípios básicos, as propriedades e as caraterísticas dos vários arcos, leva a uma aplicação mais ampla das habilidades para atender às necessidades da Ortodontia.

Um ortodontista passa grande parte da sua carreira profissional a manusear fios e o sucesso ou insucesso de muitas formas de tratamento depende da seleção correta dos fios, possuindo propriedades adequadas combinadas com uma manipulação cuidadosa.[3]

A procura de materiais corretos tem continuado desde o início da arte dentária até aos dias de hoje. Ao longo dos tempos, a medicina dentária tem estado dependente, em grande medida, dos avanços feitos pelas artes e ciências contemporâneas para a melhoria dos materiais. Os materiais utilizados pela ortodontia mudaram rapidamente nos últimos anos e continuarão a mudar no futuro. Com o advento dos arcos compostos estéticos, os arcos metálicos provavelmente serão substituídos na maioria das aplicações ortodônticas, da mesma forma que os metais foram substituídos por compósitos na indústria aeroespacial.[2] Da mesma forma, a forma dos fios de arco também evoluiu de redondo, quadrado e retangular para superfícies chanfradas recentes.

Até a década de 1930, o ouro era o único fio ortodôntico disponível. O aço inoxidável austenítico, com a sua maior resistência, maior módulo de elasticidade, boa resistência à corrosão e custo moderado, foi apresentado aos ortodontistas em 1929 e, num curto espaço de tempo, ganhou popularidade em relação à liga de ouro. Desde então, a ortodontia percorreu um longo caminho. Várias ligas como Cobalto-Crómio, Níquel-Titânio, Beta-Titânio e fios de aço inoxidável multiestriados com propriedades desejáveis foram adoptadas em ortodontia, que proporcionam forças óptimas aos dentes, o que resulta num desconforto mínimo para o paciente, numa redução do tempo de tratamento e num número mínimo de consultas clínicas.[4]

O aparecimento de outra liga de beta-titânio, conhecida como goma metálica, com caraterísticas únicas, como resistência ultraelevada, elevada ductilidade, módulo de Youngs ultrabaixo e deformabilidade superplástica, indica o seu forte potencial de utilização para melhorar e reforçar a eficácia do tratamento ortodôntico.[5]

Com o aumento constante do número de adultos submetidos a tratamento ortodôntico, tem havido um aumento correspondente na procura de aparelhos ortodônticos mais estéticos.[6] A alta demanda estética por parte do paciente, juntamente com a introdução de braquetes de compósito e cerâmica, deu início à pesquisa de fios estéticos para acompanhar esses braquetes. Uma abordagem promissora para a obtenção de um fio estético com excelentes propriedades gerais envolve o uso de compósitos, que podem ser compostos de fibras cerâmicas que são incorporadas numa matriz polimérica linear ou reticulada. Quando comparado com a liga de níquel titânio, a resiliência e o retorno elástico são comparáveis. Além disso, quando finalmente o c o r r e uma falha, o fio perde a sua rigidez, mas permanece intacto. Por conseguinte, está a ser desenvolvido trabalho de investigação para produzir um material de fio de arco adequado que combine a estética com as propriedades mecânicas necessárias.[1]

Assim, surgiu uma nova face da mecanoterapia ortodôntica, orientada pelos recentes avanços tecnológicos, pela preocupação estética e pelo melhor entendimento da fisiologia da movimentação dentária. A introdução de novos materiais para os arcos dentários exigiu alterações no desenho, na construção e na manipulação clínica dos aparelhos. Também com o desenvolvimento de novas ligas, tornou-se necessário compreender como a energia disponível para o movimento dentário varia com a composição do fio para fios de igual diâmetro. Assim, é imperativo que o clínico tome uma decisão informada na seleção e manipulação do fio, com base nas caraterísticas e propriedades do fio e nas exigências estéticas.[1]

O objetivo desta dissertação é rever a literatura disponível relativamente à evolução, propriedades e caraterísticas de uma vasta gama de arcos disponíveis e compilar o conhecimento de forma a facilitar a escolha do fio numa determinada fase do tratamento ortodôntico. O futuro da Ortodontia está no tratamento eficaz e estético.[7]

"As heranças do passado são as sementes que dão origem à colheita do futuro". A consciência dos nossos antecedentes históricos adquiriu maior importância nos dias de hoje, uma vez que as mudanças estão a ocorrer tão rapidamente, que só mantendo os nossos olhos firmes no que aconteceu antes é que podemos progredir com inteligência e confiança." Foram dados passos rápidos no domínio dos materiais dos arcos. A necessidade de um melhor desempenho resultou no desenvolvimento de novos fios ortodônticos com propriedades físicas promissoras.

Pierre Fauchard, o pai da medicina dentária moderna, desenvolveu em 1723 aquele que é provavelmente o primeiro aparelho ortodôntico na evolução do aparelho ortodôntico fixo. Era chamado de Bandolet ou Arco. Era uma peça plana de metal recortada para a posição ideal dos dentes. Os dentes eram ligados em direção às suas posições. Este aparelho era muito pesado e pesado. Ele também foi projetado para expandir a arcada, particularmente os dentes anteriores. Fauchard dizia: "Se os dentes estão muito desalinhados e não podem ser corrigidos por meio de fios, é necessário usar uma banda de prata ou ouro. A largura da banda deve ser menor do que a altura dos dentes em que é aplicada. A banda não deve ser nem demasiado rígida nem demasiado flexível. Fazem-se dois orifícios em cada extremidade, e um fio que passa parcialmente forma um laço e, pela pressão e apoio dados, os dentes inclinados ficarão direitos" Fauchard descreveu 12 casos de tratamento ortodôntico em pacientes cujas idades variavam entre os 12 e os 22 anos, com resultados aparentemente bons.[8]

Em 1757, Etienne Bourdet (1722 a 1789), o dentista do rei de França, defendeu o método de Fauchard, mas foi mais longe, recomendando apenas tiras de ouro na face vestibular da arcada superior e na face lingual da arcada inferior. Escreveu no seu livro que "Os fios devem ser removidos e reapertados duas vezes por semana, até que os dentes retomem a sua posição correta - isto é, até que os dentes da arcada superior sejam puxados para a frente de modo a que nenhuma parte deles fique escondida atrás dos da arcada inferior".[8]

Leonard Koecker (1728 a 1850), em 1826, exercendo a sua atividade em Filadélfia, anunciava que "fornecia ligaduras para dentes de posição irregular".[8]

Samuel S. Fitch MD, cujo livro intitulado A system of dental surgery, publicado em 1829, dedicou uma quantidade significativa de informações sobre as irregularidades dos dentes. Foi também o primeiro a classificar a má oclusão. O seu tratamento consiste na "aplicação de um instrumento adaptado à arcada da boca, fixando uma ligadura no dente irregular e removendo a resistência dos dentes inferiores através da colocação de algumas substâncias intermédias entre os dentes do maxilar superior e inferior, de modo a impedir que estes se fechem completamente".[8]

Shearjashub Spooner (1809 a 1859), em 1838, encontrou vários tipos de tratamentos, como a utilização de placas de ouro e prata para exercer uma pressão suave e contínua para corrigir as irregularidades dos dentes. William Lintott, em 1841, descreveu um aparelho para abrir a mordida, que consistia num arco labial de uma barra leve de ouro ou prata passada à volta das superfícies frontais dos dentes por meio de ligaduras (conhecidas como torção indiana) e dos pescoços dos dentes irregulares com pressão aplicada para movimentação.

William E. Magill (1825 a 1896), em 1871, foi o primeiro a usar bandas cimentadas nos dentes com cimento de oxicloreto de zinco. Foi com base nessa cinta dentária cimentada e nos arcos circunferenciais que os aparelhos ortodônticos modernos se desenvolveram. O Dr. Angle, em 1887, introduziu o arco labial redondo, que era suportado por braçadeiras nos dentes molares. Também era um arco de expansão e os dentes eram ligados em direção ao seu arco pré-planejado. Se fosse desejada a expansão dos molares, o fio da arcada era expandido. O aparelho é normalmente referido como arcada E (expansão). Com o aumento da procura de um maior e melhor controlo dos dentes, foram adicionadas bandas aos dentes anteriores com tubos verticais colocados sobre elas. Assim, foi desenvolvido o aparelho de pino e tubo.[8] George C. Ainsworth patenteou, em 1904, um aparelho de regulação que utilizava tubos verticais e o princípio do fio de argola.[9]

Em 1916, com o advento da arcada de fita, a arcada E deu lugar a um fio plano de 0,022" x 0,036" colocado contra os dentes. Este arame plano flexível era moldado para se adaptar à má oclusão e era mantido em estreita aproximação com os dentes por um braquete que se abria oclusalmente. Tem uma excelente capacidade de rotação, mas não tem força para inclinar os dentes. [9]

Em 1929, o Dr. Angle introduziu um aparelho que engata os dentes no sentido da borda através de um novo braquete que se abria bucalmente e usava fios planos de 0,028" de dimensão. Assim foi introduzido o aparelho edgewise. Observa-se que, no aparelho ortodôntico de Angle, os fios do arco em cada mecanismo sucessivo eram mais finos do que no mecanismo imediatamente anterior, de modo que a quantidade de força aplicada para movimentar os dentes era menor em cada mecanismo posterior. Isso indica que Angle estava ciente de que as forças de movimentação dentária fornecidas por suas formas anteriores de aparelho ortodôntico eram muito grandes. Essa redução das forças de movimentação dentária em cada novo mecanismo ortodôntico permitiu um maior controlo da movimentação dentária. Tornou possível mover os dentes rapidamente e reduziu a dor que o paciente tinha que suportar durante o tratamento. [10]Até 1930, o único fio ortodôntico disponível era feito de ouro. Em 1929, Lucien de Costa, um belga e editor dos Archives of orthodontics, introduziu o fio o r t o d ô n t i c o de aço inoxidável austenítico, com maior resistência, alto módulo de elasticidade, boa resistência à corrosão e baixo custo.[11,12]

Em 1937, Atkinson introduziu o aparelho universal de Atkinson. Ele utilizou duas formas diferentes de arame labial, uma retangular e outra redonda, e foi concebido para realizar todos os movimentos dentários possíveis. O aparelho era uma combinação do aparelho de arco de fenda e do aparelho de borda.[9,13]

Em 1938, Joseph Johnson (1888-1969) introduziu o aparelho de arcada dupla, no qual a resiliência dos fios duplos seria o fator chave; ou seja, a utilização destes fios de calibre fino proporcionava a força suave para o movimento dentário.[13]

Em 1941, Charles H. Tweed (1895-1970) introduziu na literatura um aparelho "edgewise", baseado no conceito de osso basal. O seu método de tratamento descartou os primeiros molares como unidades-chave nos procedimentos corretivos. Os esforços primários de Tweed estavam relacionados com o movimento dos incisivos mandibulares na medida necessária para recolocá-los na crista óssea basal que surge da sínfise da mandíbula, dando suporte ao processo alveolar. Uma vez posicionados, estes dentes tornam-se os factores determinantes para a determinação da localização das arcadas maxilar e mandibular. O seu trabalho original pode ser encontrado no Volume 2 da revista Angle Orthodontist. Tweed era também um forte defensor da "boa estética facial".

H. Em 1945, H. D. Kesling introduziu a sua filosofia de movimentação dentária, utilizando um dispositivo de posicionamento dentário de borracha, no qual os dentes eram movidos para uma relação cúspide mais ideal, após a realização de uma correção maior. Em 1948, a análise cefalométrica foi introduzida por William B. Downs (1899-1966). A sua importância reside no facto de apresentar um método objetivo de retratar muitos factores subjacentes a qualquer má oclusão e de poder haver uma variedade de causas de má oclusão, excluindo os dentes. Até a década de 1930, os fios ortodônticos disponíveis eram feitos de ouro. O aço inoxidável austenítico foi introduzido como fio ortodôntico em 1929 e, devido à sua força superior, módulo de elasticidade mais alto, boa resistência à corrosão e custos moderados, o aço inoxidável rapidamente ganhou aceitação e preferência em relação ao ouro. Composta por cobalto (40%), crómio (20%), prata (16%) e níquel (15%), esta liga foi desenvolvida pela primeira vez na década de 1940 para o fabrico de molas de relógio e encontrou o seu lugar na ortodontia na década de 1960.

As ligas de cobalto foram desenvolvidas simultaneamente em meados do século e têm propriedades físicas muito semelhantes às do aço inoxidável. Tinham a vantagem de poderem ser fornecidas num estado mais macio e mais maleável, podendo depois ser endurecidas por tratamento térmico. Em 1952, o Dr. Beggs, em colaboração com o Sr. A.J.willcock, procurou desenvolver materiais de fio de tração suficientemente finos para distribuir forças a um nível ótimo para o movimento dentário durante um período de tempo considerável, a uma longa distância e com uma perda mínima de intensidade de força. O fio era suficientemente espesso para resistir ao esforço mastigatório. O diâmetro do fio inicialmente produzido foi progressivamente diminuído do diâmetro mais grosso para 0,018" a 0,014" de fio de arco.[14]

Depois veio o mais falado fio NITI que foi inventado nos anos 60 por William F. Buchler, um metalúrgico investigador no Naval Ordinance Laboratory em Silver Spring, Maryland (atualmente designado por Naval Surface Weapons Center). Ele fez uma extensa investigação e publicou as suas descobertas sobre as propriedades e utilizações da sua nova liga. O nome Nitinol é um acrónimo derivado dos elementos que compõem a liga, Ni de níquel, Ti de titânio e nol de Naval Ordinance Laboratory.[15]

O Niti foi introduzido na ortodontia por Andreasen e os seus colaboradores. Foram atraídos pelas propriedades únicas da liga de Niti, como o elevado limite elástico e os baixos módulos de elasticidade. Em 1971, comunicaram os resultados da sua investigação para uso clínico e, subsequentemente, a Unitek Corporation começou a produzir este fio para uso clínico com o nome comercial de Nitinol. Tem uma excelente propriedade de retorno elástico, mas não possui memória de forma ou super elasticidade, uma vez que foi fabricado através de um processo de endurecimento por trabalho.[2]

Desenvolvimentos posteriores relacionados com a liga Niti vieram da China, em Pequim, no Instituto Geral de Investigação de Metais Não Ferrosos, em 1978, pelo Dr. Hau-Chang Tien e os seus colegas, com o Niti, um novo fio ortodôntico super elástico com propriedades de alta elasticidade e baixa rigidez. Estas ligas de niti chinesas são ligas Austeníticas-Activas e a transição da fase Austenítica para a fase Martensítica ocorre devido ao contacto do fio com uma força.[16]

Em 1978, a Furukawa Electric Cofirst produziu o fio japonês Niti. A liga japonesa foi comercializada como Sentalloy. As ligas NiTi activadas pelo calor tornaram-se populares e comercialmente disponíveis na década de 1990. Estas ligas possuíam propriedades de excelente retorno elástico, memória de forma e super elasticidade.[17]

Em 1980, o Dr. Andreasen testou fios de nitinol termodinâmicos e introduziu-os na ortodontia clínica. Estes fios podem voltar à forma previamente definida quando aquecidos à sua temperatura de transição (TTR). Ele foi a primeira pessoa a sugerir o uso de mudanças de forma em fios de nitinol para aplicar forças aos dentes, a fim de movê-los ortodonticamente.[18]

Mais ou menos na mesma altura, em 1980, Charles J. Burstone e A. Jon Goldberg introduziram a nova liga de beta-titânio (liga de titânio-molibdénio) na utilização clínica da ortodontia. Tem um equilíbrio único de baixa rigidez, alta elasticidade, boa formabilidade e soldabilidade, o que indica a sua utilização numa vasta gama de aplicações clínicas.[19]

Em 1988, o Sr. A.J. Willcock Jr., da Austrália, desenvolveu uma liga de titânio muito mais dura, quase em fase alfa, composta por 6% de alumínio e 4% de vanádio, para fins ortodônticos. Também iniciou a produção de fio redondo fino de aço inoxidável de ultra alta resistência, grau supremo, a pedido do Dr. Mollenhauer de Melbourne. O fio tinha inicialmente um diâmetro de 0,010" e foi posteriormente reduzido para 0,009".[6]

Em 1991, Sunil Kapila, Gary D. Richhold e Etal investigaram a liga de níquel-titânio para determinar o efeito da reciclagem clínica nas caraterísticas de deflexão da carga e na topografia da superfície da liga de níquel-titânio. Descobriram que os fios de nitinol sujeitos a uma ou duas reciclagens demonstraram diferenças estatisticamente significativas durante o carregamento do que os fios de controlo. No entanto, as forças de descarga associadas a estes fios não pareceram ser afectadas pela reciclagem.[20]

Em 1992, Glen A. Smith, J.A. Von Fraunhofer e Glenn R. Casey estudaram o efeito do uso clínico e de vários procedimentos de esterilização em três tipos de fio de níquel-titânio e um tipo de fio de beta-titânio e aço inoxidável. Os vários procedimentos incluíram a desinfeção isolada e em conjugação com autoclave a vapor, calor seco e esterilização por solução a frio. Não foram encontradas diferenças clinicamente significativas entre os arcos novos e os usados. A direção da aplicação da carga no fio de arco e o segmento particular do fio de arco testado causaram diferenças substanciais nas cargas geradas para certos tipos de fio de arco.[21]

Com o rápido desenvolvimento da ciência dos materiais dentários, a investigação centrou-se no desenvolvimento de arcos labiais estéticos, juntamente com um alinhamento ortodôntico eficiente.
Em 1992, OPTIFLEX, um fio de arco estético, foi introduzido na ortodontia pela Tallas. É constituído por fibra ótica limpa e tem propriedades mecânicas únicas. O fio é composto por

três camadas: um núcleo de sílica, que é rodeado por uma camada intermédia de resina de silicone de proteção contra a humidade e uma camada exterior de nylon resistente a manchas. A camada exterior tem o duplo objetivo de evitar danos no fio e aumentar a resistência do mesmo. Este fio era esteticamente muito agradável. No entanto, a sua força ortodôntica é demasiado leve para uso clínico.[22]

Em 1993, a Hanson combinou as vantagens mecânicas dos cabos multitrançados com as propriedades materiais dos fios superelásticos para criar um fio coaxial de NiTi superelástico. Este fio, chamado SUPERCABLE, é composto por sete fios individuais que são entrelaçados numa espiral longa e suave para maximizar a flexibilidade e minimizar a aplicação de força. Os fios Supercable 0,016" e 0,018" foram os únicos que foram testados com menos de 100 gm de força de descarga num intervalo de deflexão de 1 a 3 mm. O Supercable demonstra assim forças ortodônticas óptimas para o periodonto, tal como descrito por Reitan e Rygh.[7]

Em 1995, Charles J. Burstone demonstrou a liga de titânio e molibdénio (TMA) com implantação de iões. Um baixo coeficiente de atrito é geralmente desejável num fio ortodôntico. Estudos demonstraram que o níquel titânio e a TMA têm um coeficiente de atrito mais elevado do que o aço inoxidável. No caso do TMA, o atrito é provavelmente elevado devido à sua relativa suavidade em comparação com o suporte de aço inoxidável mais duro. A implantação de iões aumenta a sua dureza e reduz o coeficiente de atrito do fio de TMA.[23]

Em 1995, Rohit Sachdeva e Suchio Miyasaki introduziram a liga de cobre-Niti na família de Niti. Trata-se de uma liga de cobre, níquel, titânio e crómio. A nova liga de cobre NiTi tem uma vantagem adicional em relação ao fio de liga de Nitinol: não apresenta qualquer histerese, proporcionando assim forças de carga e descarga iguais. Isto facilita a inserção de fios rectangulares de grandes dimensões, bem como de fios redondos, sem desconforto para o paciente. Também gera um movimento dentário mais consistente, uma vez que o fio está ativo durante mais tempo no intervalo de força ideal. O cobre NiTi desenvolve aproximadamente 20% menos força de carga, criando assim menos trauma e desconforto para o paciente. Contudo, em torno da posição de repouso, a diminuição da força gerada pelo cobre NiTi é inferior à das ligas de níquel-titânio.[7]

Em 1998, Evans TJ, Jones ML, Newcombe RG. conduziram um ensaio clínico randomizado para avaliar clinicamente três fios ortodônticos de alinhamento dentário comumente usados: 016 × 022 polegadas de titânio de níquel martensítico ativo de força média, 016 × 022 polegadas de titânio de níquel martensítico ativo de força graduada e 0,0155 polegadas de aço inoxidável multiestrato. Análise baseada em registos completos de 98 arcos e 51 pacientes. Uma amostra consecutiva de 56 pacientes, que necessitavam de terapia com aparelhos fixos superiores e inferiores, foi aleatoriamente selecionada para receber dois arcos diferentes de um total de três possíveis. Foram tiradas impressões de boa qualidade das arcadas dentárias nos estágios seriados de alinhamento designados. Os moldes resultantes foram medidos num microscópio Reflex para registar a alteração no alinhamento individual dos dentes, tanto em três como em duas dimensões. Não foi demonstrada nenhuma diferença significativa na capacidade de alinhamento (p > 0,05), tanto em duas como em três dimensões, entre os três arcos do ensaio.[24]

Scott W. Zufall ; Robert P. Kusy 2000 conduziu um estudo, que foi projetado para simular a mecânica de deslizamento clínico, foi conduzido como parte de um esforço para determinar a adequação de revestimentos de poli (cloro-p-xileno) para fios ortodônticos compostos. Os protótipos de fios compósitos, com rigidez semelhante à dos actuais fios de alinhamento inicial e intermédio, foram testados contra braquetes de aço inoxidável e de cerâmica, nas configurações passiva e ativa, e os coeficientes de atrito e de ligação mantiveram-se dentro dos limites estabelecidos pelos pares convencionais de fios e braquetes ortodônticos. Consequentemente, os revestimentos foram considerados como uma melhoria da aceitabilidade clínica dos fios ortodônticos compósitos.[25]

ZM Huang et al.2003 propuseram uma nova técnica baseada na contração do tubo para o fabrico de fios de compósito. Em comparação com o método tradicional de pultrusão, esta nova técnica pode evitar qualquer dano nas fibras durante o fabrico e pode fornecer ao fio uma curvatura necessária na sua utilização clínica final. O protótipo do fio foi fabricado utilizando fibra de vidro e uma matriz de epóxi, com um diâmetro de fio de 0,5 mm e uma fração de volume de fibra de 45%. Os testes de tração e de flexão em três pontos mostraram que o desempenho mecânico do protótipo de fio compósito é comparável ao de um fio clínico de Ni-Ti.[26]

Krishnan v et al 2004 realizaram um estudo para comparar três ligas de fios ortodônticos, aço inoxidável, liga de titânio beta (TMA), e uma liga de titânio recentemente introduzida (TiMolium), para os parâmetros (1) resistência à tração final (UTS), 0,02% de desvio da tensão de cedência (YS), e módulo de elasticidade (E); (2) caraterísticas de deflexão de carga; (3) propriedades de fricção; (4) caraterísticas de superfície e (5) análise elementar para TiMolium. Sete espécimes de cada liga de fio foram usados para avaliar cada parâmetro. Foi utilizada uma máquina de ensaios universal Instron para ensaios de tração, ensaios de flexão em três pontos e avaliação das caraterísticas de fricção. O microscópio eletrónico de varrimento foi utilizado para a avaliação da superfície e a fluorescência de raios X para a análise elementar dos espécimes de fio de TiMolium. Verificaram que o aço inoxidável era a liga de fio mais forte com UTS elevado, E, 0,02% de YS compensado e menos fricção na interface fio-braquete. Os fios TMA exibiram melhores caraterísticas de deflexão de carga com menor rigidez do que os outros dois fios. O TiMolium parece ser uma liga de titânio analfa-beta composta por titânio, alumínio e vanádio e de natureza intermédia para todos os parâmetros avaliados. O TiMolium, com sua superfície lisa, atrito reduzido, baixo módulo e melhor resistência, pode ser considerado um avanço introdutório na prática clínica ortodôntica.[27]

C. A. Reicheneder , U. Baumert , T. Gedrange , P. Proff , A. Faltermeier e D. Muessig 2007 compararam as propriedades de atrito de dois braquetes estéticos autoligáveis, Opal e Oyster, com as de quatro braquetes estéticos com ligadura convencional, Transcend , Inspire , Allure e Image . O atrito foi testado com diferentes dimensões e qualidades de fio [fio de aço inoxidável (SS) 0,017 × 0,025 polegadas; SS 0,019 × 0,025 polegadas; TMA 0,019 × 0,025 polegadas] usando uma máquina de teste Zwick. Todos os braquetes tinham um slot de 0.022 polegadas e a prescrição de um primeiro pré-molar superior do sistema Roth (ponta: 0 graus, torque: - 7 graus). Cada combinação de braquete/fio foi testada 10 vezes e cada teste foi realizado com uma nova amostra de braquete/fio que foi puxada duas vezes. Adicionalmente, dois conjuntos de 30 brackets Opal cada foram envelhecidos com uma máquina de envelhecimento sob condições padronizadas durante 9 - 10 e 18 - 20 meses, respetivamente. O atrito dos brackets envelhecidos foi testado com dimensões e qualidades de fio idênticas, utilizando o mesmo procedimento de teste. Todos os dados foram analisados estatisticamente com comparações não assinadas de todas as combinações de braquetes/arame utilizando GLM e o teste post hoc Games - Howell. Os resultados mostraram que os brackets Opal têm as forças de fricção mais baixas para todas as dimensões e qualidades de fio. Além disso, o atrito foi menor a um nível significativo (P: S 0,05) em comparação com todos os outros brackets. [28]

Embora os fios de compósito estético tenham uma longa história de experimentação, foram introduzidos comercialmente pela primeira vez em 2008 pela BioMers Products como SimpliCleararchwire, que foi desenvolvido a partir de fibras contínuas (fibra de vidro E) e matriz de polímero epóxi (técnica de encolhimento do tubo) e é atualmente comercializado como o primeiro sistema de fio completamente transparente para o tratamento de casos ortodônticos ligeiros a complexos. [29]

Elayyan F, Silikas N, Bearn D. 2010 investigou as propriedades mecânicas de arcos superelásticos revestidos em comparação com arcos superelásticos convencionais com braquetes convencionais e autoligados. Os arcos revestidos ultraestéticos produziram valores de força mais baixos em carga e descarga em comparação com fios não revestidos do mesmo tamanho nominal. [30]

Burstone et al (2011) introduziram um fio termoplástico de polifenileno com polímero auto-reforçado (SRP) que demonstrou uma flexibilidade comparável à dos fios de NiTi e beta titânio em secções transversais finas, sem sofrer relaxamento de tensão. O polímero de polifenileno foi extrudido em fios com secções transversais redondas e rectangulares clinicamente relevantes. Foram avaliadas as caraterísticas de tração, flexão, retorno elástico, relaxamento de tensão e formabilidade. Foram formadas formas de arco e formas secundárias. As magnitudes de força colocam os fios de polifenileno na categoria de um fio de alinhamento ou nivelamento. A elevada formabilidade permitiu a dobragem de formas semelhantes às associadas aos fios de aço inoxidável.[31]

Giuliana Laino, Roberto De Santis, Antonio Gloria et al em 2011 testaram Gum Metal (Toyota Central R&L Labs., Inc.), TMA (ORMCO), 35°C Copper NiTi (SDS ORMCO), Thermalloy Plus (Rocky Mountain), Nitinol SE (3M Unitek), e NiTi (SDS ORMCO) , de acordo com a análise mecânica dinâmica e calorimetria diferencial de varrimento. Foi também desenvolvido um modelo para prever o módulo de elasticidade dos fios superelásticos. Os resultados dos testes experimentais evidenciaram que os fios superelásticos são muito sensíveis às variações de temperatura que ocorrem no ambiente oral, enquanto o modelo proposto parece ser fiável para prever o módulo de Young, permitindo correlacionar dados calorimétricos e mecânicos. Para além disso, o fio de Gum Metal comporta-se como um material elástico com um módulo de Young muito baixo, podendo ser particularmente útil para a fase inicial dos tratamentos ortodônticos.[32]

Masahiro Iijima (2012) determinou o efeito do revestimento nas propriedades de dois fios ortodônticos estéticos de níquel-titânio. Foram selecionados o Woowa (revestimento de polímero; Dany Harvest) e o BioForce High Aesthetic Archwire (revestimento de metal; Dentsply GAC) com dimensões de secção transversal de 0,016 × 0,022 polegadas. As regiões posteriores não revestidas do Woowa com revestimento anterior e do Sentalloy sem revestimento foram utilizadas para comparação. As composições nominais do revestimento foram determinadas por fluorescência de raios X. Os cortes transversais e as superfícies externas foram observados com um microscópio eletrónico de varrimento e um microscópio de força atómica. Foi efectuado um ensaio de flexão de três pontos com uma máquina de ensaios universal. O Woowa mostrou uma força de descarga média mais elevada do que o Woowa sem revestimento, embora o BioForce High Aesthetic Archwire tenha mostrado uma força de descarga média mais baixa do que o Sentalloy. Enquanto as superfícies da secção transversal de todos os fios tinham dureza e módulo de elasticidade semelhantes, os valores para a superfície externa do Woowa eram menores do que para os outros fios. Os autores concluíram que os processos de revestimento do Woowa e do BioForce High Aesthetic Archwire influenciam o comportamento de flexão e a morfologia da superfície.[33]

Da Silva et al. 2013 avaliaram a estabilidade de cor de seis fios estéticos em diferentes períodos de tempo e sua fluorescência. As amostras foram avaliadas após 7, 14 e 21 dias de imersão em solução de coloração. Verificaram que todas as marcas apresentaram alteração de cor estatisticamente significativa após 21 dias. O fio Optis (compósito reforçado com fibras) foi o que apresentou maior alteração de cor, embora o manchamento tenha sido observado apenas próximo às suas extremidades. O fio Trianeiro (níquel-titânio revestido) e o fio Ortho Organizers (aço inoxidável revestido) apresentaram menor alteração de cor. O fio Optis foi o único que apresentou fluorescência semelhante à dos dentes bovinos. Concluíram que todos os fios estéticos avaliados apresentaram alteração de cor clinicamente percetível após 21 dias em solução corante. As propriedades ópticas dos arcos estéticos disponíveis atualmente podem ainda não ser ideais.[34]

Yunmi Kim Jung-Yul Cha Chung-Ju Hwang et al 2014 realizaram um estudo para avaliar a eficácia clínica de fios revestidos com polímero e ródio em comparação com fios não revestidos, medindo as forças de atrito usando braquetes autoligados. Eles usaram fios de níquel-titânio (NiTi) de 0,016 polegadas e fios de aço inoxidável (SS) de 0,017 × 0,025 polegadas e as angulações entre os braquetes e os fios foram definidas em 0°, 5° e 10°. Os braquetes dos pré-molares superiores (Clippy-C®) com um slot de 0,022 polegadas foram selecionados para o estudo e foi realizado um teste de tração com uma velocidade de cruzamento de 5 mm/min. Verificaram que as forças de atrito estático máximo e as forças de atrito cinético dos fios revestidos eram iguais ou superiores às dos fios não revestidos ($p <$ 0,05). As forças máximas de atrito estático dos fios revestidos com ródio foram significativamente maiores do que as dos fios revestidos com polímero quando as angulações entre os braquetes e os fios foram definidas para (i) 5o nos fios NiTi de 0,016 polegadas e (ii) todas as angulações nos fios SS de 0,017 × 0,025 polegadas ($p <$ 0,05).[35]

Abdelrahman RSh, Al-Nimri KS, Al Maaitah EFem 2015 realizaram um estudo para avaliar clinicamente a eficácia de três arcos de alinhamento ortodôntico em relação à velocidade de alinhamento dos dentes durante a fase de alinhamento inicial do tratamento.Uma amostra consecutiva de 74 pacientes que necessitavam de aparelhos ortodônticos fixos apenas inferiores ou superiores e inferiores foram aleatoriamente alocados em três fios diferentes (NiTi superelástico de 0,014 polegadas, NiTi termoelástico de 0,014 polegadas ou NiTi convencional de 0,014 polegadas). Impressões de boa qualidade foram tiradas da arcada inferior antes da colocação do fio (T0) e em estágios seriados designados de alinhamento (a cada 2 semanas: T2, T4, T6, ...,T16). A mudança no alinhamento dos dentes foi medida em milímetros a partir dos moldes resultantes, usando o índice de irregularidade de Little. As diferenças demográficas e clínicas entre os três grupos foram comparadas pelo teste do qui-quadrado ou pela análise de variância (ANOVA). As três formas de fios de NiTi foram semelhantes em termos de eficiência de alinhamento durante a fase inicial de alinhamento da terapia ortodôntica com aparelhos fixos.[36]

Roberto Rongoa et al 2016 investigaram a citotoxicidade de fios ortodônticos estéticos de níquel-titânio (NiTi) com diferentes revestimentos de superfície. Três fios de NiTi totalmente revestidos e da cor do dente (BioCosmetic, Titanol Cosmetic, EverWhite), dois fios implantados com íons (TMA Purple, Sentalloy High Aesthetic), cinco fios de NiTi não revestidos (BioStarter, BioTorque, Titanol Superelastic, Memory Wire Superelastic e Sentalloy), um fio de b-titânio (TMA) e um fio de aço inoxidável (Stainless Steel) foram considerados para este estudo. As amostras de fio foram colocadas a 37uC em tubos de ensaio herméticos contendo meio de Eagle modificado de Dulbecco (0,1 mg/mL) durante 1, 7, 14 e 30 dias. A viabilidade celular dos fibroblastos gengivais humanos (HGFs) cultivados com este meio foi avaliada pelo ensaio de brometo de 3-(4,5- dimetiltiazol-2-il)-2,5- difeniltetrazólio (MTT). Os dados foram analisados através de uma análise de variância de duas vias. Verificou-se que os arcos apresentavam uma citotoxicidade nos HGFs que variava entre "nenhuma" e "ligeira", com exceção do BioTorque, que resultou numa citotoxicidade moderada no dia 30. Foram encontradas diferenças significativas entre os fios estéticos e seus pares não revestidos apenas para o BioCosmetic (P<.001) e o EverWhite (P<.001). Nas condições experimentais, todos os fios estéticos de NiTi apresentaram citotoxicidade leve, assim como os respectivos fios não revestidos. Por esta razão, a sua utilização clínica pode ser considerada como tendo riscos semelhantes aos dos fios não revestidos. [37]

Gayathri M et alin 2016 analisaram a eficiência dos fios coaxiais no alinhamento inicial dos dentes com referência à velocidade de alinhamento, reabsorção radicular e intensidade da dor. Também investigaram e compararam os efeitos dos fios coaxiais com outros fios redondos, rectangulares ou quadrados de cadeia simples utilizados para o alinhamento inicial da arcada. Eles descobriram que os fios de NiTi coaxiais ou multiestrurados exibem as propriedades mais desejadas de um fio de arcada inicial. Por isso, deve ser a primeira escolha de fio durante as fases iniciais do tratamento, seguido pelo NiTi térmico e pelo NiTi superelástico. Os fios de aço inoxidável multiestriados também podem ser considerados como uma alternativa económica aos fios de NiTi mais caros. [38]

Muguruma T et al 2017 analisaram os revestimentos que cobrem os fios ortodônticos estéticos e a influência de tais revestimentos nas propriedades de flexão e fricção. Quatro fios ortodônticos revestidos, disponíveis no mercado, foram avaliados quanto às suas dimensões transversais, rugosidade da superfície (Ra), propriedades nanomecânicas (nanodureza, módulo nanoelástico), flexão em três pontos e força de atrito estático. Foram também avaliados fios de controlo correspondentes, não revestidos. Um dos fios revestidos tinha uma dimensão interna e elasticidade semelhantes às do fio de controlo não revestido, não tendo sido observadas diferenças significativas entre as suas forças de atrito estático. Os outros fios revestidos tinham núcleos internos significativamente mais pequenos e menor elasticidade em comparação com os fios não revestidos, e um deles mostrou uma força de atrito estático menor do que o fio não revestido, enquanto os outros dois fios revestidos tinham maior força de atrito estático em comparação com os seus controlos não revestidos. Concluíram que os fios ortodônticos revestidos com pequenos núcleos internos de liga suportam menos força do que o esperado e podem ser inadequados para estabelecer um movimento dentário suficiente. A força de atrito dos fios revestidos é influenciada pelo diâmetro total da secção transversal, pelo diâmetro do núcleo interno, pela nanodureza, pelo módulo nanoelástico e pelo módulo elástico.[39]

CLASSIFICAÇÃO

Os arames de arco podem ser classificados em termos gerais de acordo com a composição química, a microestrutura e as propriedades mecânicas.[29,40,41]

1).De acordo com os materiais utilizados

a. Arcos de ouro
b. Arcos em aço inoxidável
c. Arcos em cromo-cobalto
d. Arco de níquel-titânio
i. Martensítico
ii. Austenítico
1. Superelástico
2. NiTi japonês
3. NiTi chinês
4. Alfa NiTi
5. Curva inversa NiTi
6. Cobre NiTi
e. TitânioOTMA
f. Fios revestidos a cerâmica / optiflex
g. fio de arco de segurança sem saída
h. fios combinados

2) De acordo com a secção transversal
a. Redondo
b. Retangular
c. Retangular arredondado
d. Quadrado
e. Trançado
f. Encalhado.

3). De acordo com o Diâmetro

- 0,008" a 0,045" para aparelhos intra-orais
- 0,045" a 0,60" para aparelhos orais extra

4) De acordo com a aparência

- arcos metálicos
- fios de arco estéticos: disponíveis como

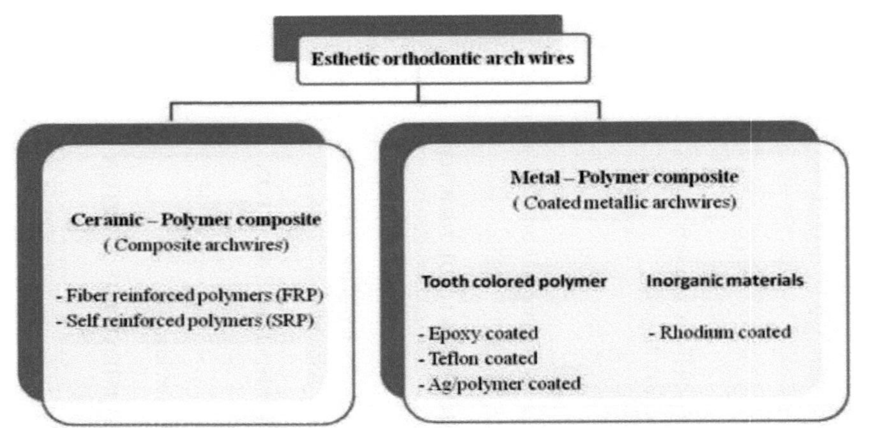

Esthetic orthodontic arch wires
Ceramic – Polymer composite
(Composite archwires)
- Fiber reinforced polymers (FRP)
- Self reinforced polymers (SRP)
Metal – Polymer composite
(Coated metallic archwires)
Tooth colored polymer
Inorganic materials
- Epoxy coated
- Teflon coated
- Ag/polymer coated
- Rhodium coated

TERMINOLOGIA /DEFINIÇÕES[4,15,41]

MECÂNICA

É uma área de estudo da ciência física, que se preocupa com o estado de repouso ou de movimento dos corpos, sujeitos a forças.

FORÇA

A força é definida como uma ação sobre um corpo que altera ou tende a alterar o estado de repouso ou de movimento desse mesmo corpo.

A PRIMEIRA LEI DO MOVIMENTO DE NEWTON

Uma partícula submetida a um sistema equilibrado de forças concentradas permanecerá em repouso, se originalmente estiver em repouso, ou com velocidade constante numa linha reta, se originalmente estiver em movimento.

SEGUNDA LEI DO MOVIMENTO DE NEWTON

Se a partícula estiver sujeita a um sistema desequilibrado de forças, a partícula será acelerada na direção da força líquida exercida.

TERCEIRA LEI DO MOVIMENTO DE NEWTON

Afirma que, as forças activas e reactivas emparelhadas são iguais em magnitude, mas são diretamente opostas uma à outra e são exercidas em partículas adjacentes.

STRESS

A tensão é a força por unidade de área que actua sobre milhões de átomos num determinado plano de um material. Por outras palavras, é definida como forças de deslocação medidas numa determinada área.

Quando uma força externa actua sobre um corpo sólido, resulta uma força de reação dentro do corpo que é igual em magnitude mas oposta em direção à força externa. A força externa será chamada de carga sobre o corpo. A força interna dividida pela área sobre a qual actua no corpo é a tensão resultante. Esta é medida em termos de libras/polegada quadrada ou psi.

ESTRUTURA

A alteração da dimensão é designada por deformação. Embora a deformação seja uma grandeza adimensional, são frequentemente utilizadas unidades como m/m ou cm/cm para lembrar o sistema de unidades utilizado nas medições reais.

A deformação pode ser - elástica

-plástico
-combinação de dois

A deformação elástica é reversível; desaparece depois de a deformação ser removida. A deformação plástica é uma deslocação permanente dos átomos no interior do material.

TIPOS DE TENSÕES E DEFORMAÇÕES

TENSÃO TENSIONAL

Uma tensão de tração é causada por uma carga que tende a esticar ou alongar um corpo. Uma tensão de tração é sempre acompanhada por uma deformação de tração.

TENSÃO DE COMPRESSÃO

Se um corpo for submetido a uma carga que tende a comprimi-lo ou a encurtá-lo, a resistência interna a essa carga designa-se por tensão de compressão. Uma tensão de compressão é sempre acompanhada por uma deformação de compressão. Tanto na tensão de tração como na tensão de compressão, as forças são aplicadas perpendicularmente à área sobre a qual actuam.

TENSÃO DE CISALHAMENTO

Uma tensão que tende a resistir a um movimento de torção ou deslizamento de uma parte de um corpo sobre outra é uma tensão de cisalhamento ou de corte. Uma tensão de cisalhamento é sempre acompanhada por uma deformação de cisalhamento.

TENSÕES COMPLEXAS

É extremamente difícil induzir uma tensão de um único tipo num corpo. Por exemplo, quando um fio é esticado, a tensão observada experimentalmente será predominantemente de tração, mas as tensões de corte e a deformação também estarão presentes. Além disso, durante a deformação, uma vez que o volume do fio permanece constante, a sua área de secção transversal deve diminuir ligeiramente, uma condição que indica obviamente a presença de tensões de compressão. Um exemplo de tensões complexas, tal como se mostra na figura, é produzido pela flexão de uma viga num carregamento de três pontos. Como se pode ver, estão presentes tensões de compressão, tração e corte em várias partes da estrutura.

LIMITE ELÁSTICO

Se for induzida uma pequena tensão de tração num fio, a deformação resultante pode ser tal que o fio voltará ao seu comprimento original (isto é, os átomos mover-se-ão para as suas posições regulares) quando a carga for removida. Se a carga for aumentada progressivamente em pequenos incrementos, e depois libertada após cada adição de tensão, será finalmente encontrado um valor de tensão para o qual o fio não regressa ao seu comprimento original depois de ser descarregado. Neste caso, diz-se que o fio foi sujeito a uma tensão para além do seu limite elástico. O limite elástico de um material é a maior tensão a que um material pode ser sujeito, de modo a que volte às suas dimensões originais quando as forças são libertadas.

LIMITE PROPORCIONAL

Se o fio acima referido for carregado em tensão em pequenos incrementos até à rutura sem remoção da carga de cada vez, e se cada tensão for traçada numa coordenada vertical e a deformação correspondente for traçada numa coordenada horizontal, obtém-se uma curva.

Observa-se que a curva começa como uma linha reta, mas curva-se gradualmente depois de ser excedido um determinado valor de tensão. Se uma régua for colocada numa parte da curva em linha reta (de O a P), e se a linha reta for prolongada numa linha a tracejado, a tensão no ponto P, no qual a curva se afasta de uma linha reta, é conhecida como o limite proporcional.

HOOKE, S LAW

Esta lei estabelece que a tensão é diretamente proporcional à deformação na deformação elástica. Uma vez que a proporcionalidade direta entre duas grandezas é graficamente uma linha reta, a parte da linha reta do gráfico na figura é a confirmação desta lei. Uma vez que o limite proporcional é a maior tensão possível de acordo com esta lei, pode ser definido como a maior tensão que pode ser produzida num material de modo a que a tensão seja diretamente proporcional à deformação.

RESISTÊNCIA DO RENDIMENTO

A tensão de cedência é a tensão necessária para produzir o desvio específico escolhido. A tensão de cedência será sempre superior ao limite elástico ou ao limite proporcional e variará consoante o desvio escolhido.

Os três termos limite elástico, limite proporcional e tensão de cedência são definidos de forma diferente, mas a sua magnitude é tão próxima que, para todos os efeitos práticos, os termos podem frequentemente ser utilizados indistintamente.

MÓDULO DE ELASTICIDADE

Se qualquer valor de tensão igual ou inferior ao limite proporcional for dividido pelo valor de deformação correspondente, obtém-se uma constante de proporcionalidade. Esta constante de proporcionalidade é conhecida como módulo de elasticidade ou módulos de Young (E).

Uma vez que os módulos de elasticidade são a razão entre a tensão e a deformação, segue-se que, quanto menor for a deformação para uma dada tensão, maior será o valor do módulo. Por exemplo, se um fio for difícil de dobrar, tem de ser induzida uma tensão considerável antes de resultar uma tensão ou deformação notável. Um tal material possuiria um módulo de elasticidade comparativamente elevado.

A fórmula para os módulos de elasticidade em tensão é derivada da seguinte forma;

Seja E = Módulos de elasticidade F = Força aplicada sobre a carga
A = Secção transversal do material sob tensão e= Aumento do comprimento
l= Comprimento original Tensão = F/A =s
Deformação = e/l = E

Então E = Tensão = s

Estirpe E

= F/A= Fl

e/leA

A unidade para os módulos de elasticidade é a força por unidade de área (Mpa ou Psi). Esta propriedade está indiretamente relacionada com outras propriedades mecânicas.

MÁXIMA FLEXIBILIDADE

É definida como a deformação que ocorre quando o material é sujeito a uma tensão até ao seu limite proporcional. A relação entre a flexibilidade máxima, o limite proporcional e os módulos de elasticidade pode ser expressa da seguinte forma:

Seja E = módulo de elasticidade P = limite proporcional
Em = Flexibilidade máxima Da última equação
E = P

Em

Ou Em = P/E

FORÇAS ESTÁTICAS E DINÂMICAS

As forças que são aplicadas constantemente durante um período de tempo arbitrariamente longo são designadas por forças estáticas / tensões estáticas. As tensões nos dentes durante a mastigação não são deste tipo. Estas tensões existem normalmente apenas durante um instante. São conhecidas como forças dinâmicas. Uma vez que as forças dinâmicas existem apenas durante um período de tempo muito curto, as deformações ou tensões resultantes não podem ser medidas.

RESILIÊNCIA

Define-se como a quantidade de energia absorvida por   uma estrutura quando esta é submetida a tensões, sem exceder o seu limite proporcional.

CURVA TENSÃO-DEFORMAÇÃO

O comportamento elástico de qualquer material é definido em termos da sua resposta de tensão - deformação a uma carga externa. Tanto a tensão como a deformação referem-se ao estado interno do material em estudo: a tensão é a distribuição intervalada da carga, definida como força por unidade de área, enquanto a deformação é a distorção interna produzida pela carga, definida como deflexão por unidade de área.

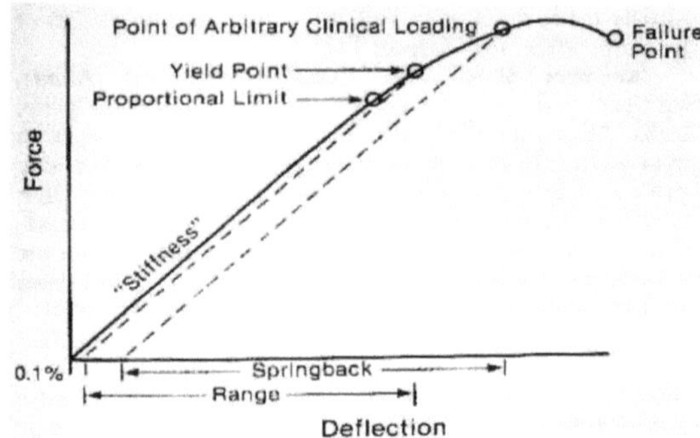

Três pontos diferentes num diagrama tensão-deformação podem ser considerados como representativos da resistência de um material. Cada um deles representa, de uma forma um pouco diferente, a carga máxima que o material pode resistir. A medida mais conservadora é o limite proporcional, o ponto em que qualquer deformação permanente é observada pela primeira vez. Uma indicação mais prática é o ponto em que se mede uma deformação de 0,1%; isto é definido como a tensão de cedência. A carga máxima que o fio pode suportar - a resistência à tração final - é atingida após alguma deformação permanente e é superior à resistência ao escoamento. Uma vez que esta resistência máxima determina a força máxima que o fio pode exercer se for utilizado como uma mola, é importante do ponto de vista clínico, especialmente porque a resistência ao escoamento e a resistência máxima diferem muito nas ligas de titânio. A resistência é medida em unidades de tensão (gm/cm quadrado)

A rigidez e a elasticidade são propriedades recíprocas.

Elasticidade = 1/rigidez

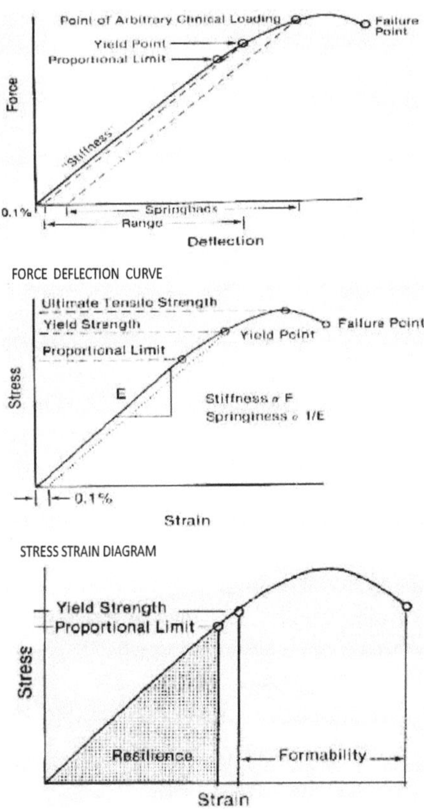

DIAGRAMA TENSÃO-DEFORMAÇÃO

Cada um é proporcional ao declive da parte elástica da curva de deflexão da força. Quanto mais horizontal for a inclinação, mais elástico é o arame; quanto mais vertical for a inclinação, mais rígido é o arame. A amplitude é definida como a distância a que o fio se dobra elasticamente antes de ocorrer uma deformação permanente. Esta distância é medida em mm. Se o fio for deformado para além do seu limite de elasticidade, não voltará à sua forma original, mas ocorrerá um retorno elástico clinicamente útil, a menos que seja atingido o ponto de rutura. Este retorno é medido ao longo do eixo horizontal, como mostra a figura. Em muitas situações clínicas, os fios ortodônticos são deformados para além do seu limite elástico. Suas propriedades de retorno elástico na porção da curva carga-deflexão estão entre o limite elástico e a resistência final, portanto, são importantes na determinação do desempenho clínico.

Força = Rigidez X Alcance.

Duas outras caraterísticas de alguma importância clínica podem também ser ilustradas com um diagrama tensão-deformação: a resiliência e a formabilidade. A resiliência é a área sob a curva tensão-deformação até ao limite proporcional. Representa a capacidade de armazenamento de energia do fio, que é uma combinação de resistência e elasticidade. A formabilidade é a quantidade de deformação permanente que um fio pode suportar antes de falhar. Representa a quantidade de flexão permanente que o fio tolera antes de se partir. Uma elevada formabilidade permite dobrar um fio em configurações desejadas, como laços, bobinas e paragens, sem fraturar o fio.

MOLA PARA TRÁS

Isto também é referido como deflexão elástica máxima, flexibilidade máxima e gama de ativação ou gama de trabalho. O retorno elástico está relacionado com o rácio entre a tensão de cedência e os módulos de elasticidade do material. (Ys/E)

Valores mais altos de spring back permitem aplicar uma grande ativação com o consequente aumento do tempo de trabalho do aparelho. Isto, por sua vez, implica que serão necessárias menos mudanças ou ajustes no fio do arco. O spring back é também uma medida da distância que um fio pode ser deflectido sem causar deformação permanente ou exceder os limites do material.

RIGIDEZ OU TAXA DE DEFLEXÃO DA CARGA

Esta é a magnitude da força aplicada por um aparelho e é proporcional ao módulo de elasticidade. A baixa rigidez permite a aplicação de forças mais baixas, uma força mais constante ao longo do tempo à medida que o aparelho é desativado e uma maior facilidade e precisão na aplicação de uma determinada força.

MÓDULO DE RESILIÊNCIA OU ENERGIA ARMAZENADA

Esta propriedade representa o trabalho disponível para mover os dentes. É reflectida pela área sob a linha que descreve a deformação elástica do fio.

BIOCOMPATIBILIDADE E ESTABILIDADE AMBIENTAL

A biocompatibilidade inclui a resistência à corrosão e a tolerância dos tecidos aos elementos presentes no fio. A estabilidade ambiental assegura a manutenção das propriedades desejáveis do fio durante longos períodos de tempo após o fabrico. Isto, por sua vez, garante um comportamento previsível do fio quando está a ser utilizado.

JOINABILIDADE

A possibilidade de fixar os auxiliares aos fios ortodônticos através de soldadura ou de soldadura constitui uma vantagem adicional quando se incorporam modificações no aparelho.

FRICÇÃO

O fecho do espaço e a retração do canino em técnicas de arcada contínua envolvem um movimento relativo do bracket sobre o fio. Uma quantidade excessiva de atrito entre o braquete e o fio pode resultar na perda de ancoragem ou na fixação, acompanhada de pouco ou nenhum movimento dentário. O material de arame preferido para mover um dente em relação ao fio seria aquele que produz a menor quantidade de atrito na interface braquete / fio.

LIGA ORTODÔNTICA IDEAL

Um conhecimento profundo das propriedades mecânicas e físicas de uma liga é importante na conceção de um aparelho ortodôntico.[4]

1. Estética: Atualmente, nenhum fio satisfaz este critério. Quando revestido, o fio é afetado pelas forças de mastigação e pela atividade enzimática da cavidade oral. Os fios transparentes têm propriedades mecânicas tão fracas que funcionam como um placebo. Embora a estética seja importante para os ortodontistas, a função é de suma importância.

2. Biohostabilidade: É a facilidade com que o material permite a cultura de bactérias, esporos ou vírus. Por conseguinte, o fio deve ser um biohospedeiro pobre, ou seja, não alimenta ativamente nem actua passivamente como substrato para o crescimento de microrganismos, que cheiram mal, provocam alterações de cor ou comprometem as propriedades mecânicas.

3. Duro: É a propriedade de ser difícil de partir, quanto mais duro for o material, mais forte é.

4. Retorno de mola: Bons valores de spring back proporcionam uma maior amplitude de ativação, aumentam o tempo de funcionamento do aparelho e requerem menos alterações e ajustes no arco.

5. Rigidez: A baixa rigidez proporciona a capacidade de aplicar forças mais baixas e uma força mais constante ao longo do tempo.

6. Formabilidade e Resiliência: Facilita a dobragem dos fios em laços, bobinas e paragens sem fratura.

7. Biocompatibilidade e estabilidade ambiental: Deve haver resistência à corrosão para manter as propriedades desejadas. Deve haver uma maior tolerância dos tecidos

8. Capacidade de união: Capacidade de fixar auxiliares aos fios por soldadura ou solda.

9. Alcance: Deve ser bom, dependendo da exigência do tratamento, porque indicará a distância que um dente deve ser movido com um único ajuste.

10. Fricção: Refere-se ao atrito na interface braquete-fio. O excesso de fricção leva à perda de ancoragem.

Na prática atual, nenhum material de arcada satisfaz todos estes requisitos e os melhores resultados são obtidos utilizando materiais de arcada específicos para fins específicos.

Table 4.1 Compositions and mechanical properties of the four major orthodontic wire alloy types

Wire Alloy	Composition (wt%)	Modulus of Elasticity (GPa)	Yield Strength (MPa)[a]	Springback[b]
Austenitic stainless steel	17–20 % Cr, 8–12 % Ni, 0.15 % C (max), balance mainly Fe	160–180	1100–1500	0.0060–0.0094 (AR) 0.0065–0.0099 (HT)
Cobalt-chromium-nickel (Elgiloy Blue)	40 % Co, 20 % Cr, 15 % Ni, 15.8 % Fe, 7 % Mo, 2 % Mn, 0.15 % C, 0.04 % Be	160–190	830–1,000	0.0045–0.0065 (AR) 0.0054–0.0074 (HT)
β-titanium (TMA)	77.8 % Ti, 11.3 % Mo, 6.6 % Zr, 4.3 % Sn	62–69	690–970	0.0094–0.011
Nickel-titanium	55 % Ni, 45 % Ti (approx. and may contain small amounts of Cu or other elements)	34	210–410	0.0058–0.016

From Brantley, 1997.
[a]The values of yield strength correspond to 0.1 % permanent tensile strain. [b]The terms AR and HT for the stainless steel and Elgiloy Blue alloys refer to the as-received and heat-treated conditions, respectively.

FABRICAÇÃO[15,42,43]

Todos os fios ortodônticos de aço inoxidável são produzidos com a ajuda de fórmulas normalizadas baseadas nas especificações do Instituto Americano do Ferro e do Aço. As propriedades físicas dos metais são influenciadas em todas as fases da produção, começando pela seleção e fusão dos metais de liga.

INGOT

Os dentistas estão tão habituados a esquecer que um fio ortodôntico é, na verdade, um molde modificado. Um dos passos críticos no fabrico do fio é verter a liga fundida num molde para produzir um lingote. Este lingote está longe de ser um pedaço uniforme de metal. Como qualquer fundição, terá um grau variável de porosidade e inclusões de escória em diferentes partes.

Uma vista ampliada do interior do lingote mostra que este é constituído por cristais de metais componentes. Na terminologia metalúrgica, estes cristais são normalmente designados por grãos, e é esta estrutura granular que controla muitas das propriedades mecânicas.

Os grãos num cristal são encontrados em padrões definidos típicos de metais individuais, mas estão longe de ser perfeitos devido às condições em que se devem formar. Quando o lingote está a arrefecer e a solidificar, muitos grãos diferentes estão a formar-se ao mesmo tempo. Estes cristais em crescimento aglomeram-se e rodeiam uns aos outros, de modo que o lingote se torna uma malha de muitos grãos de forma irregular de diferentes materiais. O tamanho e a distribuição destes grãos dependem muito da taxa de arrefecimento e do tamanho do lingote.

Os processos de arrefecimento e de vazamento afectam a porosidade, bem como a estrutura do grão. A porosidade no lingote provém de duas fontes: gases dissolvidos no metal ou produzidos por reacções químicas no interior da massa fundida a partir de bolhas que ficam presas no metal. À medida que o lingote arrefece e encolhe, a secção interior de arrefecimento tardio encolhe dentro de um invólucro já endurecido. Este invólucro não permite que o volume se ajuste suficientemente à contração, o que resulta em vazios adicionais no vácuo. Assim, antes do início do processamento, o lingote é cortado para remover as partes indesejáveis.

A microestrutura de um metal é a base das suas propriedades físicas e do seu desempenho mecânico e cada etapa da produção é direcionada para obter o máximo da estrutura original do grão do lingote.

ROLAR

A primeira etapa mecânica da transformação consiste em enrolar o lingote numa barra longa. Este processo é efectuado por uma série de rolos que reduzem gradualmente o lingote para um diâmetro relativamente mais pequeno. Durante toda esta laminagem e posterior transformação no fio final, as diferentes partes do lingote original nunca perdem a sua identidade. O metal que se encontrava no exterior do lingote forma o fio mais fino. O fio é, na realidade, um lingote grosseiramente distorcido, pelo que é fácil ver que diferentes pedaços de fio do mesmo lote podem diferir consoante a parte do lingote de que provêm.

Os grãos individuais do lingote também mantêm a sua identidade durante o processo de laminagem até à aplicação de um determinado tratamento térmico. Cada grão é alongado na mesma proporção que o lingote. A ação de compressão e massagem da laminagem do lingote tem um efeito muito importante na estrutura do grão, aumentando efetivamente a resistência do metal. Enquanto os cristais originais se encaixavam de forma bastante indiferente, com lacunas e vazios dispersos entre eles, a ação mecânica da laminagem obriga-os a assumir formas longas, semelhantes a dedos, que estão estreitamente entrelaçadas. Este facto provoca um aumento da dureza ou da fragilidade do metal, uma vez que os grãos são forçados a interligar-se ainda mais uns com os outros. Esta é uma forma de endurecimento por trabalho. Até mesmo os átomos que compõem a estrutura cristalina são forçados a assumir novas posições, preenchendo lacunas e irregularidades que podem ter sido deixadas nos cristais originais.

Cada passagem pelos rolos aumenta este endurecimento por trabalho e, por fim, a estrutura fica tão bloqueada que já não consegue ajustar-se o suficiente para se adaptar à compressão dos rolos. Se a laminagem continuar para além deste ponto, a superfície começará a apresentar muitas pequenas fissuras e a desfazer-se. Antes de isto acontecer, o processo de laminagem é interrompido e o metal é recozido por aquecimento a uma temperatura elevada adequada. À temperatura de recozimento, os átomos tornam-se suficientemente móveis para se deslocarem na massa, quebrando a estrutura cristalina apertada. Quando o metal é novamente arrefecido, a estrutura recozida assemelha-se à da fundição original, mas de forma mais uniforme. O tamanho dos grãos pode ser controlado no recozimento através do ajuste do tempo e da temperatura de recozimento e da taxa de arrefecimento.

DESENHO

Depois de o lingote ter sido reduzido a um diâmetro relativamente pequeno por laminagem, é reduzido ao seu tamanho final por trefilagem. Trata-se de um processo mais preciso em que o fio é puxado através de um pequeno orifício numa matriz. Este orifício é ligeiramente mais pequeno do que o diâmetro original do fio, de modo a que as paredes da matriz apertem o fio uniformemente de todos os lados, à medida que este passa. Isto reduz o fio ao diâmetro da matriz. A estiragem do fio submete toda a superfície do fio à mesma pressão, em vez de o apertar apenas de dois lados, como acontece na laminagem. A trefilação é um processo muito mais preciso do que a laminação, mas o efeito sobre a estrutura do grão é praticamente o mesmo. Antes de ser reduzido ao tamanho de fio ortodôntico, o fio deve ser trefilado através de muitas séries de matrizes e recozido várias vezes ao longo do caminho para aliviar o endurecimento por trabalho. Estes recozimentos intermédios são muito importantes para a força e especialmente para a resistência à rutura. O objetivo de aquecer e arrefecer uma grande bobina de fio de modo a que todas as peças sejam tratadas da mesma forma não é tão fácil como pode parecer. Deve ser feito lentamente para evitar que as bobinas exteriores sejam mais aquecidas do que as interiores e a temperatura deve ser cuidadosamente controlada. Mesmo com os procedimentos mais cuidadosos, podem surgir situações em que um lado da bobina ou a parte interior ou exterior seja afetado de forma diferente. Variações como estas podem criar muitos problemas na amostragem para controlo de qualidade.

O número efetivo de estiramentos através das matrizes, bem como a frequência do recozimento, depende da liga que está a ser estirada. O ouro é extremamente dúctil e pode ser reduzido consideravelmente com cada estiramento. O aço-carbono normal requer muito mais etapas do que o ouro e o aço inoxidável requer muito mais do que o aço-carbono. O ouro endurece lentamente, pelo que também necessita de um recozimento menos frequente do que o aço que endurece mais rapidamente.

A dureza e as propriedades de mola dos fios ortodônticos dependem quase inteiramente do efeito do endurecimento por trabalho durante o fabrico. Isto significa que toda a programação de trefilação e recozimento deve ser cuidadosamente planeada tendo em mente o tamanho final. Se o metal estiver quase a necessitar de outro recozimento no seu tamanho final, ele terá o máximo de endurecimento por trabalho e propriedades de mola. Se a trefilagem não for efectuada durante tempo suficiente após o último recozimento, haverá demasiada suavidade residual.

Os fios podem ser reduzidos através de grande parte da gama de tamanhos ortodônticos sem um recozimento intermédio. Quando o fio é recozido no processamento em um tamanho e diferentes partes do lote são então trefiladas para diferentes tamanhos finais, o menor desses fios será submetido a um maior endurecimento. Este efeito é normalmente bastante reduzido e, devido aos diferentes planos de trefilagem utilizados, não é consistente. As diferenças nestes casos tornam o fio mais pequeno proporcionalmente mais duro, o que é desejável desde que a fragilidade não se torne excessiva.

FIOS RECTANGULARES

O fio retangular pode ser fabricado estirando os materiais através de um molde retangular ou enrolando fios redondos para obter uma forma retangular. Aparentemente, não existe uma diferença significativa entre os fios formados pelos dois processos, mas é difícil de avaliar. Os fios redondos fabricados por estiramento variam tanto em termos de propriedades físicas como a maioria dos fios rectangulares. Por conseguinte, não seria realista atribuir diferenças específicas aos processos de laminagem e de estiragem. A trefilagem pode, no entanto, produzir um canto mais acentuado num fio retangular, o que pode ser uma vantagem na aplicação do binário.

Liga ortodôntica ideal[44]

O fio ortodôntico ideal para um membro ativo é aquele que proporciona uma carga elástica máxima elevada e uma taxa de deflexão de carga baixa. As propriedades mecânicas que determinam estas caraterísticas são o limite elástico e os módulos de elasticidade. O rácio entre o limite de elasticidade e os módulos de elasticidade (EL/E) determina a conveniência da liga. Quanto maior o rácio, melhores serão as propriedades de mola do fio. O ortodontista deve procurar por ligas que tenham altos EL,s e baixos E,s . Para que uma liga seja superior em propriedades de mola, ela deve possuir uma relação significativamente maior.

Em contrapartida, no elemento reativo de um aparelho, não só é necessário um limite elástico suficientemente elevado, como também é desejável um módulo de elasticidade elevado. Uma vez que é prática comum utilizar a mesma dimensão de fenda ou abertura de tubo ao longo do tratamento, é possível utilizar diferentes ligas combinadas no mesmo aparelho, de modo a satisfazer as necessidades dos elementos activos e reactivos.

Quatro outras propriedades do fio devem ser mencionadas na avaliação de um fio ortodôntico.
1) A liga deve ter uma resistência razoável à corrosão causada pelos fluidos da boca.
2) Deve ter ductilidade suficiente para não se fraturar sob carga acidental na boca ou durante o fabrico de um aparelho.

3) É desejável ter um fio que possa ser fabricado num estado macio e posteriormente tratado termicamente até atingir uma têmpera dura.

4) Uma liga desejável é aquela em que os acessórios podem ser facilmente soldados.
Um conhecimento profundo das propriedades mecânicas e físicas de uma liga é importante na conceção de um aparelho ortodôntico.

TIPO DE SECÇÃO TRANSVERSAL DO FIO (REDONDO, PLANO, QUADRADO, RECTANGULAR)

Um dos factores mais críticos no desenho de um aparelho/fio ortodôntico é a secção transversal do fio a ser utilizado. Pequenas alterações na secção transversal podem influenciar drasticamente tanto a carga elástica máxima como a taxa de deflexão da carga.

A carga elástica máxima varia diretamente como a terceira potência do diâmetro do fio redondo, e a taxa de deflexão da carga varia diretamente como a quarta potência do diâmetro. Pode parecer que o método mais óbvio para reduzir a taxa de deflexão da carga de um membro ativo é reduzir o tamanho do fio. O problema de reduzir o tamanho da secção transversal é que a carga elástica máxima também é reduzida a uma taxa elevada (d^3). Na conceção do elemento ativo, é boa política utilizar uma secção transversal tão pequena quanto possível, consistente com um fator de segurança, de modo a que não ocorra uma deformação permanente indevida. Além disso, qualquer tentativa de reduzir o tamanho da secção transversal para melhorar as propriedades da mola pode muito bem levar a uma deformação permanente indesejável.

O facto de a taxa de deflexão da carga variar em função da quarta potência do diâmetro do fio redondo sugere a natureza crítica da seleção da secção transversal adequada. Um pedaço de fio de 0,018" não é permutável com o fio de 0,020", pois com uma ativação semelhante, o fio de 0,20" produzirá quase o dobro da força.

Na seleção da secção transversal adequada para os elementos reactivos rígidos de um aparelho, a principal consideração é a taxa de deflexão da carga e não a carga elástica máxima. Em circunstâncias normais, é necessário selecionar uma secção transversal do fio suficientemente grande, para além da carga elástica máxima necessária para ter rigidez suficiente, de modo a que exista uma taxa de deflexão da carga suficientemente elevada.

COMPRIMENTO DO FIO

O comprimento de um membro pode influenciar a carga elástica máxima e a deflexão da carga de várias formas, dependendo da configuração e da carga da mola. O cantilever foi escolhido para demonstrar o efeito do comprimento, uma vez que o princípio do cantilever é amplamente utilizado em mecanismos ortodônticos.

A figura mostra um cantilever fixado em B com uma força vertical aplicada em A. A distância L representa o comprimento do cantilever medido paralelamente ao seu eixo estrutural. Neste tipo de carregamento, a taxa de deflexão da carga será inversa à terceira potência do comprimento; por outras palavras, quanto mais comprido for o cantilever, menor será a taxa de deflexão da carga. A carga elástica máxima varia inversamente com o comprimento do cantilever. Mais uma vez, quanto maior for o comprimento do cantilever, menor será a carga elástica máxima.

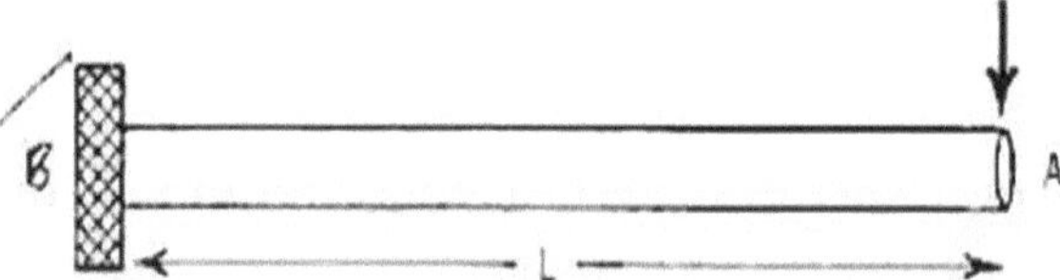

O aumento do comprimento do cantilever é a melhor forma de reduzir a taxa de deflexão da carga do que a redução da secção transversal. Aumentar o comprimento do cantilever reduz acentuadamente a taxa de deflexão da carga; no entanto, a carga elástica máxima não é radicalmente alterada, uma vez que varia linearmente com o comprimento. O aumento do comprimento dentro dos limites práticos da cavidade oral é uma excelente forma de melhorar as propriedades da mola.

O aumento do comprimento de um cabo com laços verticais é um dos meios mais eficazes para reduzir as taxas de deflexão de carga para barras flexíveis e, ao mesmo tempo, alterar apenas minimamente as suas cargas elásticas máximas. No entanto, existem limitações quanto ao aumento do comprimento. A distância entre braquetes numa arcada contínua é pré-determinada pela largura do dente e do braquete. Os segmentos verticais do fio são limitados pela oclusão e pela extensão da prega muco-bucal.

QUANTIDADE DE FIO

Pode ser incorporado um comprimento adicional de fio sob a forma de laços e hélices ou qualquer outra configuração. Isto tende a diminuir a taxa de deflexão da carga e aumenta o raio de ação do elemento flexível. A carga elástica máxima pode ou não ser afetada. Quando é projectada uma barra que incorpora arame adicional, é necessário localizar corretamente as partes da configuração onde o arame adicional deve ser colocado e determinar a forma que o arame adicional deve assumir. Se a localização e a formação forem corretamente efectuadas, deve ser possível reduzir a taxa de deflexão da carga sem alterar a carga elástica máxima, simplesmente adicionando a menor quantidade de arame possível para atingir estes objectivos. O local ideal para o arame adicional é nas secções transversais onde o momento fletor é maior. No caso do cantilever, a posição para o fio adicional seria no ponto de apoio, uma vez que aqui o momento fletor é o maior, quase 1000 gm.

As bobinas helicoidais podem ser utilizadas para reduzir a taxa de deflexão da carga. A figura ilustra o posicionamento correto da bobina helicoidal para este fim. A taxa de deflexão da carga é reduzida ao máximo para uma dada quantidade de fio utilizado se a hélice for colocada no ponto de apoio e não em qualquer outro ponto ao longo do comprimento do fio.

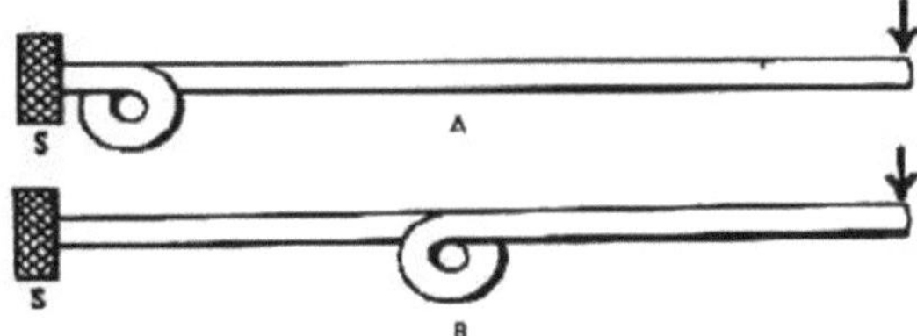

Para atingir este objetivo com a quantidade mínima de arame, a colocação ideal de arame adicional é nas secções transversais onde o momento fletor é maior. Uma forma prática de decidir onde se encontram estas partes de um cabo é ativar uma configuração e ver onde ocorre a maior parte da flexão ou torção. Estas são as secções onde os momentos de flexão ou de torção são maiores: as secções transversais do fio que têm a maior tensão. Em suma, não é a quantidade de fio utilizado que é importante para se obter um membro flexível desejável, mas sim a colocação do fio adicional e a sua forma. Embora o fio adicional seja bastante útil no desenho dos membros flexíveis de um aparelho ortodôntico, ele deve ser evitado nos membros reactivos ou rígidos. Os laços e outros tipos de configurações diminuem a rigidez do fio e, consequentemente, podem ser responsáveis por alguma perda de controlo sobre as unidades de ancoragem.

ESTIMULADORES DE STRESS

De um ponto de vista teórico, a força ou tensão necessária para deformar permanentemente um determinado fio pode ser calculada; no entanto, em muitos casos, o fio deformar-se-á a valores muito inferiores aos previstos, porque a presença de certos elevadores de tensão locais aumenta os valores de tensão num fio muito para além do que poderia ser previsível pelas fórmulas de engenharia normalmente utilizadas.

Dois factores comuns de aumento de tensões são as alterações súbitas nas secções transversais e as curvas acentuadas.

R: Qualquer corte num fio tenderá a aumentar a tensão nessa secção transversal e, por conseguinte, poderá ser responsável por uma deformação permanente ou fratura nesse ponto. Por conseguinte, é desejável marcar os fios por outros meios que não uma lima, especialmente os fios de secções transversais mais pequenas utilizados no membro flexível de um aparelho.

B: Uma dobra acentuada num fio também pode resultar em tensões mais elevadas do que as previstas para uma determinada secção transversal do fio. Uma dobra brusca e acentuada deformar-se-á muito mais facilmente do que uma dobra mais arredondada ou gradual. Infelizmente, com um fio de arco contínuo, o ortodontista está de certa forma limitado no espaço entre os braquetes e muitas vezes é obrigado a fazer dobras acentuadas devido a essa limitação. Os membros flexíveis devem ser projectados com curvas graduais para que estejam mais livres de deformações permanentes do que os comparáveis com curvas acentuadas ou repentinas.

Há três regras a ter em conta no que respeita à conceção das secções críticas.
1) Todos os factores de tensão devem ser eliminados o mais completamente possível.
2) Uma grande secção transversal pode ser utilizada para reforçar esta parte do aparelho.
3) O aparelho pode ser concebido de forma a sofrer uma deformação elástica em vez de uma deformação permanente sob carga normal.

Não só a forma de carregamento é importante, mas também a direção em que um membro é carregado pode influenciar marcadamente as suas propriedades elásticas. Se um pedaço de arame reto for dobrado de modo a que ocorra uma deformação permanente e se tentar aumentar a magnitude da dobra, dobrando na mesma direção em que foi feito originalmente, o arame é mais resistente à deformação permanente do que se tivesse sido tentado dobrar na direção oposta. O fio é mais resistente à deformação permanente porque certas tensões residuais permanecem nele após a colocação da primeira dobra. Se for feita uma dobra num aparelho ortodôntico, a carga elástica máxima não será a mesma em todas as direcções. Ela será maior na direção idêntica à direção original da dobra ou da torção. O fenómeno responsável por esta diferença é designado por EFEITO DE BAUSCHINGER.

A figura mostra um laço vertical com a bobina no vértice e um número de voltas na bobina sob diferentes direcções de carga. A carga em A tende a enrolar a bobina, aumentando o número de voltas na hélice e encurtando o comprimento. O tipo de carga visto em B tende a desenrolar a hélice, reduzindo o número de espiras e alongando a mola. A carga em A tende a ativar a mola na mesma direção em que foi originalmente enrolada e, por isso, é o método correto de ativação.

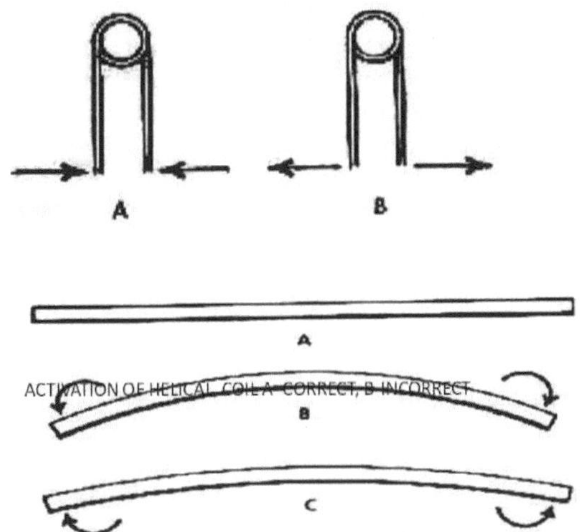

COLOCANDO UMA CURVA INVERSA DE VELOCIDADE

Os mesmos princípios podem ser aplicados a configurações menos complicadas, como num fio de arco contínuo. O operador deve certificar-se de que a última curvatura feita num fio de arco está na mesma direção que a curvatura produzida durante a sua ativação. Por exemplo, se uma curva reversa de spee for colocada num fio de arco, a curva deve ser primeiro dobrada e depois parcialmente removida. Só então a ativação do fio de arco será na mesma direção que a última curvatura.

FADIGA DOS METAIS

A fadiga é o resultado de tensões repetidas a um nível abaixo daquele que normalmente causaria a falha. Estas tensões, normalmente na gama de deformação plástica baixa, provocam gradualmente um endurecimento por trabalho adicional até que o metal finalmente falha numa fratura frágil.

Abaixo de um determinado nível de tensão, um material pode ser sujeito a tensões repetidas sem fratura. Mas a fadiga do metal é tremendamente acelerada por defeitos de qualquer tipo, mesmo que sejam riscos mínimos. Se houver um defeito no material, como um risco ou uma falha interna, o metal que fica à volta do defeito terá de suportar uma carga adicional e pode levar à falha.

PREVENÇÃO DE FALHAS POR FADIGA

Um arame partido pode prolongar o tempo de tratamento. Por isso, é importante que sejam tomadas todas as medidas preventivas possíveis. Deve-se ter cuidado na seleção do fio, embora a maioria dos fornecedores ofereça fios em que foram feitos todos os esforços para manter a quebra baixa.

Os metais que endurecem rapidamente podem fadigar mais facilmente. Os fios duros são mais frágeis do que os fios macios dos mesmos materiais. O nível de dureza deve ser selecionado com base nas exigências individuais. A experiência com materiais específicos é frequentemente o único critério neste domínio.

Durante a conceção do arco, deve ser efectuado um manuseamento cuidadoso. Um fio nunca deve ser marcado ou entalhado com uma lima ou outro instrumento afiado. Devem ser utilizados alicates de bico liso para evitar danos desnecessários à superfície, e os alicates devem ser selecionados e manipulados de modo a evitar marcar o fio com a extremidade afiada do bico.

Os arames de menor diâmetro têm uma gama de trabalho mais ampla e podem não ser tão facilmente submetidos a tensões até ao limite proporcional, como um arame maior, mais rígido e aparentemente mais forte. Por esta razão, a mudança para um fio de diâmetro mais pequeno pode ser a única solução em alguns casos de rutura recorrente. Deve ser evitada a dobragem repetida no mesmo ponto. Todos os ajustes devem ser feitos longe de áreas de alta tensão e as dobras anteriores em juntas soldadas devem ser evitadas, pois o fio adjacente às juntas soldadas pode estar sujeito à corrosão intergranular iniciada pelo calor da soldadura. Isto pode ser minimizado através de uma soldadura cuidadosa, mas será fornecida uma proteção adicional através de uma limpeza cuidadosa e de um polimento elétrico após o procedimento. Um bom acabamento da superfície elimina muitos dos pequenos geradores de tensão que podem iniciar o processo de falha.

FIOS DE OURO[3,11,15]

INTRODUÇÃO

O ouro puro é o mais nobre de todos os metais dentários, raramente manchando e corroendo na cavidade oral. É inativo quimicamente e não é afetado pelo ar, calor, humidade e pela maioria dos solventes. É o mais dúctil de todos os metais, tal como demonstrado pela sua capacidade de um cilindro de 1 oz ser puxado para um fio com 100 km de comprimento. É o mais maleável de todos os metais, como demonstrado pela sua capacidade de ser martelado até uma espessura de 0,00013 mm, cerca de um terço da folha de ouro mais fina utilizada em medicina dentária. O ouro puro é extremamente macio, mas após o trabalho a frio, a sua dureza (52 a 75 Vickers hardness no [VHH]) é equivalente e pode exceder a da liga de ouro convencional de Tipo I (50 VHN) no seu estado amolecido, e após o endurecimento por trabalho, a sua dureza aproxima-se da da liga de ouro de Tipo II (90 VHN). Embora a sua ductilidade diminua após o trabalho a frio, o fio é a principal forma de utilização da liga dentária de ouro forjado. Antes de 1950, o ouro e outras ligas de metais preciosos eram usados rotineiramente para fins ortodônticos porque nada mais era capaz de tolerar as condições orais.

COMPOSIÇÃO

Existem dois tipos de fios de ouro reconhecidos na especificação nº 7 da American Dental Association (ADA), ano 1984.

Tipo I: Devem conter pelo menos 75% de ouro e de metais do grupo da platina.
Tipo II: Devem conter, pelo menos, 65% de ouro e de metais do grupo da platina.

Para além dos fios de ouro dos tipos I e II utilizados em ortodontia antes de 1950, foram também utilizados dois outros tipos de fios com elevado teor de ouro em pelo menos um deles.

Paládio-ouro-platina (P-G-P)

Devido à sua elevada temperatura de fusão e, por conseguinte, à elevada temperatura de cristalização, são especialmente úteis como fios para serem fundidos e cumprem os requisitos de composição para um fio ADA tipo I.

Paládio-prata-cobre (P-S-C)

Estes fios não são fios de ouro de Tipo I nem de Tipo II, mas as suas propriedades mecânicas satisfazem os requisitos de uma liga de Tipo I ou de Tipo II da ADA. A resistência à corrosão da liga dentária de paládio-prata, tanto nas formas fundidas como forjadas, é geralmente satisfatória.

A composição básica das ligas é constituída por ouro, platina, paládio, prata, cobre, níquel e zinco.

EFEITOS GERAIS DOS COMPONENTES

1) Ouro: Proporciona maleabilidade e ductilidade.

2) Platina: É utilizada para conferir maior resistência e tenacidade para ajudar a obter uma dureza controlável no fio acabado e contribui substancialmente para a resistência da liga ao embaciamento e à corrosão por fluidos orais.

3) Paládio: É o elemento mais eficaz conhecido para aumentar, sem alargar, o intervalo de fusão das ligas de ouro. O aumento do teor de paládio e platina garante que o fio não derrete ou recristaliza durante o processo de soldadura. Além disso, estes dois metais asseguram uma estrutura de grão fino.

4) Cobre: O cobre contribui para a capacidade da liga de endurecer com o tempo. Quando o cobre está presente, pode ser adicionada prata para equilibrar a cor.

5) Níquel: O níquel é por vezes incluído em pequenas quantidades para reforçar a liga, embora tenda a reduzir a ductilidade. A presença de grandes quantidades de níquel tende a diminuir a resistência ao embaciamento e a alterar a sua reação ao endurecimento por envelhecimento.

6) Zinco: O zinco actua como um agente de limpeza para obter lingotes isentos de óxido, a partir dos quais os fios são trefilados.

TEMPERATURA DE FUSÃO

A temperatura mínima de fusão de uma liga é normalmente considerada como uma temperatura a meio caminho entre a temperatura liquidus e a temperatura solidus. A temperatura de fusão dos fios forjados deve ser conhecida para garantir que os fios não derretam ou percam a sua estrutura forjada durante os procedimentos normais de soldadura. De acordo com a especificação nº 7 da ADA, para um fio do tipo I, esta temperatura é de 955^0 C (1751^0 F) ou superior, para o fio do tipo II a temperatura mínima de fusão deve ser de 871^0 C (1600^0 F).

PROPRIEDADES MECÂNICAS

Um fio de uma determinada composição é geralmente superior em termos de propriedades mecânicas a uma peça fundida da mesma composição. A fundição contém uma porosidade inevitável que tem um efeito de enfraquecimento. Quando o lingote fundido é estirado num fio, os pequenos poros e as saliências superficiais podem ser colapsados e pode ocorrer uma soldadura que faça desaparecer esses defeitos. Quaisquer defeitos deste tipo que não sejam eliminados enfraquecerão o fio.

PROPRIEDADES FÍSICAS

O módulo de elasticidade dos fios de ouro forjado está na faixa de 97.000 a 117.000 Mpa (14.000.000 a 17.000.000 Psi), que é ligeiramente superior ao das ligas de ouro fundido.

Aumenta em aproximadamente 5% após um tratamento térmico de endurecimento.

TRATAMENTO TÉRMICO DA LIGA DE OURO

Todos os fios de liga de ouro que contêm cobre são tratáveis termicamente como as ligas de fundição de ouro. As ligas dos tipos I e II geralmente não endurecem, ou endurecem em menor grau do que as ligas dos tipos III e IV. O mecanismo real de endurecimento é provavelmente o resultado de várias transformações diferentes no estado sólido. Embora o mecanismo exato possa estar em dúvida, os critérios para um endurecimento bem sucedido são o tempo e a temperatura. As ligas que podem ser endurecidas também podem, naturalmente, ser amolecidas. Na terminologia metalúrgica, o tratamento térmico de amolecimento é referido como tratamento térmico de solução. O tratamento térmico de endurecimento é designado por endurecimento por envelhecimento

TRATAMENTO TÉRMICO DE AMOLECIMENTO

A liga de ouro é colocada num forno elétrico durante 10 minutos a uma temperatura de 700^0 C ou 1292^0 F. Este processo é designado por recozimento. Em seguida, é temperada em água. Durante este período, todas as fases intermédias são presumivelmente alteradas para uma solução sólida desordenada, e o rápido arrefecimento impede que a ordenação ocorra durante o arrefecimento. A resistência à tração, o limite proporcional e a dureza são reduzidos por este tratamento, mas a ductilidade é aumentada. O tratamento térmico de amolecimento é indicado para estruturas que se destinam a ser rectificadas, moldadas ou trabalhadas a frio, dentro ou fora da boca. Embora 700^0 C seja uma temperatura média de amolecimento adequada, cada liga tem a sua temperatura óptima e o fabricante deve especificar a temperatura e o tempo mais favoráveis.

ENDURECIMENTO TRATAMENTO TÉRMICO

O endurecimento por envelhecimento ou o tratamento térmico de endurecimento das ligas dentárias pode ser efectuado de várias formas. Um dos tratamentos de endurecimento mais práticos é a "imersão" ou o envelhecimento da liga a uma temperatura específica durante um período de tempo definido, normalmente 15-30 minutos, antes de ser temperada com água. A temperatura de envelhecimento depende da composição da liga, mas situa-se geralmente entre 200^0 C (400^0 F) e 450^0 C (840^0 F). O tempo e a temperatura adequados são especificados pelo fabricante.

Idealmente, antes de a liga receber um tratamento de endurecimento por envelhecimento, deve ser submetida a um tratamento térmico de amolecimento para aliviar todo o endurecimento por deformação, se estiver presente, e para iniciar o tratamento de endurecimento com a liga como uma solução sólida desordenada. Caso contrário, não haveria um controlo adequado do processo de endurecimento, porque o aumento da resistência, o limite proporcional, a dureza e a redução da ductilidade são controlados pela quantidade de transformações no estado sólido. As transformações, por sua vez, são controladas pela temperatura e pelo tempo de tratamento de endurecimento por envelhecimento.

TRABALHO A FRIO OU ENDURECIMENTO POR TRABALHO

O trabalho a frio é também o método habitual de endurecimento da liga de ouro. Para endurecer as ligas de ouro é necessário muito mais trabalho a frio do que para o aço. Para tal, é necessário ajustar o programa de estiramento e de recozimento para compensar. O trabalho a frio é definido como a deformação de um metal a temperaturas baixas em comparação com as suas temperaturas de fusão, ou seja, qualquer deformação plástica do metal por martelagem, estiramento, forjamento a frio, laminagem a frio ou flexão. A liga de ouro endurece muito mais lentamente e em menor grau do que o aço. Para o fabricante, este baixo endurecimento significa que o desenho é muito mais fácil, com menos recozimentos intermédios necessários para o ortodontista. significa que estes metais são menos frágeis e necessitarão de muito mais manipulação antes de terem endurecido excessivamente. Algumas ligas especiais, tais como as que são ricas em platina, podem ser endurecidas materialmente por manipulação de temperatura, geralmente por aquecimento a cerca de 800^0 F a 1000^0 F e arrefecimento lento. O arrefecimento lento permite um crescimento ótimo do grão para a produção de um material duro.

MICROSTUCTURA

O aspeto microestrutural das ligas trabalhadas a frio sobre ligas forjadas é fibroso com cristais extremamente alongados. Resulta da deformação dos grãos durante a operação de trefilagem para formar o fio. Esta estrutura apresenta geralmente propriedades mecânicas melhoradas em comparação com a estrutura fundida correspondente. Existe uma tendência para as ligas forjadas recristalizarem durante as operações de aquecimento. A extensão da cristalização está diretamente relacionada com a duração do aquecimento, a temperatura utilizada e o trabalho a frio ou a energia de deformação transmitida à liga quando o fio foi trefilado. A recristalização está inversamente relacionada com a temperatura de fusão do fio quando a temperatura e o tempo de aquecimento são constantes. Uma vez que se verifica uma diminuição concomitante das propriedades mecânicas das ligas à medida que a recristalização aumenta, devem estar presentes platina e paládio suficientes para aumentar a temperatura de fusão do fio de liga de ouro forjado. Portanto, de todos esses fios, os fios P-G-P são os mais resistentes à recristalização. Atualmente, o uso de ligas de ouro é acentuadamente reduzido devido ao facto de ser demasiado macio para ser utilizado como aparelho ortodôntico, ao seu elevado custo, aos recentes avanços nos materiais dos fios, às propriedades mecânicas dos mesmos e devido à sua baixa tensão de cedência.

FIOS DE AÇO INOXIDÁVEL PARA ARCOS [4,15,41]

AÇOS CARBONO

O aço inoxidável é o material mais utilizado e aceite em ortodontia. É o principal sistema de ligas utilizado em ortodontia. Em meados do século, o aço inoxidável foi aplicado na medicina dentária e na ortodontia. Embora tenha sido por volta de 1920, que Harry Brealy de Sheffield, F.M.Becket de

A metalurgia e a terminologia destas ligas estão intimamente ligadas às do sistema binário mais simples de ligas ferro-carbono e às ligas de aço-carbono. Por conseguinte, esta discussão começa com uma breve descrição da metalurgia do sistema ferro-carbono. Os aços são ligas à base de ferro que contêm normalmente menos de 1,2% de carbono. As diferentes classes de aço baseiam-se em três disposições possíveis da estrutura do ferro. O ferro puro à temperatura ambiente tem uma estrutura cúbica centrada no corpo (BCC) e é designado por FERRITE. Esta fase é estável a temperaturas tão elevadas como 912^0 C. Os espaços entre os átomos na estrutura BCC são pequenos e oblongos; por isso, o carbono tem uma solubilidade muito baixa na ferrite (máximo de 0,02 Wt %). A temperaturas entre 912^0 C e 1394^0 C, a forma estável do ferro é uma estrutura cúbica de face centrada (FCC) chamada AUSTENITE. Os interstícios da estrutura FCC são maiores do que os da estrutura BCC. No entanto, o tamanho do átomo de carbono limita a solubilidade máxima do carbono a 2,1 Wt%. Quando a AUSTENITE é arrefecida lentamente a partir de temperaturas elevadas, o excesso de carbono que não é solúvel na ferrite forma carboneto de ferro (Fe3C). Esta fase dura e quebradiça confere resistência às formas ferríticas e austeníticas do ferro, relativamente moles e dúcteis. No entanto, esta transformação requer difusão e um período de tempo definido. Se a AUSTENITE for arrefecida rapidamente (Quenched), sofrerá uma transformação espontânea, sem difusão, numa estrutura tetragonal centrada no corpo (BCT) chamada MARTENSITE. Esta estrutura é altamente distorcida e deformada, resultando numa liga extremamente dura, forte e quebradiça. A formação de martensite é um importante mecanismo de reforço dos aços ao carbono. As arestas de corte dos instrumentos de aço-carbono são normalmente martensíticas, porque a dureza extrema permite a retificação de uma aresta afiada que se mantém durante a utilização. A martensite decompõe-se para formar ferrite e carboneto. Este processo pode ser acelerado através de um tratamento térmico adequado para reduzir a dureza, mas isto é contrabalançado por um aumento da tenacidade. Este processo de tratamento térmico é designado por têmpera.

AÇOS INOXIDÁVEIS / AÇOS COM CRÓMIO

Quando se adiciona 12 a 30% de crómio ao aço, a liga é normalmente designada por aço inoxidável. Podem também estar presentes outros elementos para além do ferro, do carbono e do crómio, o que resulta numa grande variação da composição e das propriedades dos aços inoxidáveis.

Estes aços resistem ao embaciamento e à corrosão principalmente devido ao efeito de passivação do crómio. Para que a passivação ocorra, forma-se uma fina camada de óxido de Cr2O3, transparente, mas resistente e impermeável, na superfície da liga quando esta é submetida a uma atmosfera oxidante, como a temperatura ambiente. Esta camada protetora de óxido impede a formação de manchas e a corrosão. Se a camada de óxido for rompida por meios mecânicos ou químicos, ocorrerá uma perda temporária da proteção contra a corrosão. No entanto, a camada de óxido passivante acaba por se formar de novo num ambiente oxidante. Existem essencialmente três tipos de aços inoxidáveis, que evoluem a partir da possível disposição em rede do ferro anteriormente descrita.

1. AÇOS INOXIDÁVEIS FERRÍTICOS

Estas ligas são frequentemente designadas como aços inoxidáveis da série 400 do American Iron and Steel Institute (AISI). Este número de série é partilhado com as ligas martensíticas. As ligas ferríticas oferecem uma boa resistência à corrosão a baixo custo, desde que não seja necessária uma elevada resistência. Devido ao facto de a mudança de temperatura não induzir qualquer mudança de fase no estado sólido, a liga não é endurecível por tratamento térmico. Além disso, o aço inoxidável ferrítico não é facilmente endurecível por trabalho. Esta série de ligas tem pouca aplicação na medicina dentária.

2. AÇOS INOXIDÁVEIS MARTENSÍTICOS

Tal como referido no parágrafo anterior, as ligas de aço inoxidável martensítico partilham a designação AISI 400 com as ligas ferríticas. Podem ser tratadas termicamente da mesma forma que os aços ao carbono simples, com resultados semelhantes. Devido à sua resistência e dureza, os aços inoxidáveis martensíticos são utilizados para instrumentos cirúrgicos e de corte. A resistência à corrosão dos aços inoxidáveis martensíticos é inferior à dos outros tipos e é ainda mais reduzida após um tratamento térmico de endurecimento. Como é habitual, quando a resistência e a dureza aumentam, a ductilidade diminui. Esta pode diminuir até 2% de alongamento para um aço inoxidável martensítico com elevado teor de carbono.

3. AÇOS INOXIDÁVEIS AUSTENÍTICOS

As ligas de aço inoxidável austenítico são as mais resistentes à corrosão dos aços inoxidáveis. O AISI 302 é o tipo básico com composição:

Crómio 18%

Níquel 8%

Carbono .15%

O aço inoxidável tipo 304 tem uma composição semelhante, mas a principal diferença é o seu teor reduzido de carbono (0,08%). Tanto o aço inoxidável 302 como o 304 podem ser designados como aço inoxidável 18-8. Geralmente, o aço inoxidável austenítico é preferível ao aço inoxidável ferrítico devido às seguintes caraterísticas

• Maior ductilidade e capacidade de sofrer trabalho a frio sem fraturar.

• Reforço substancial durante o trabalho a frio.

• Maior facilidade de soldadura.

• Capacidade de superar a sensibilização de forma justa e rápida.

• Crescimento do grão menos crítico.

• Facilidade comparativa de formação.

PROPRIEDADES MECÂNICAS

A propriedade de ser facilmente endurecido por deformação é uma caraterística do aço inoxidável austenítico. Parte deste aumento na dureza é o endurecimento por deformação normal. Mas uma quantidade considerável é o resultado da mudança de fase de uma rede centrada na face para uma rede centrada no corpo. Esta mudança de fase pode ser facilmente demonstrada, uma vez que a rede centrada no corpo é ferromagnética à temperatura ambiente, enquanto o austenítico não é magnético. É lamentável que, após o endurecimento por deformação, um fio de aço inoxidável possa ser totalmente recozido em poucos segundos a uma temperatura de 700^0 C a 800^0 C. Após esse recozimento, ele perdeu grande parte da faixa de elasticidade ou faixa de trabalho, tão necessária para um aparelho ortodôntico satisfatório. Uma vez que a temperatura de recozimento envolvida nas gamas de temperatura de soldadura e soldagem, normalmente emprega um amolecimento inevitável do fio durante o aquecimento normal, é uma desvantagem decisiva.

O grande módulo de elasticidade do aço inoxidável e a sua elevada rigidez associada requerem a utilização de fios mais pequenos para o alinhamento de dentes moderada e severamente deslocados. Uma redução no tamanho do fio resulta num ajuste mais pobre no bracket e pode causar perda de controlo durante os movimentos dentários. No entanto, a elevada rigidez é vantajosa para resistir à deformação causada por forças de tração extra-orais e intra-orais.

O rácio entre a tensão de cedência e o módulo de elasticidade indica um retorno elástico mais baixo do aço inoxidável do que o das ligas mais recentes. A energia armazenada do aço inoxidável ativado é substancialmente menor do que a dos fios de titânio beta e de nitinol. Isto implica que o fio de aço inoxidável produz forças mais elevadas que se dissipam em períodos mais curtos do que os fios de nitinol, exigindo assim uma ativação mais frequente ou mudanças de fio do arco.

RARK e SHEARER demonstraram a libertação de níquel e crómio de aparelhos de aço inoxidável.

Foram registados baixos níveis de fricção braquete/fio em experiências com fios de aço inoxidável. Isto significa que o fio de aço inoxidável oferece menor resistência ao movimento dentário do que outras ligas ortodônticas.

TRATAMENTO TÉRMICO DO AÇO AUSTENÍTICO

A austenite não pode ser endurecida como o aço ao carbono por têmpera ou tratamento térmico semelhante. A única forma de endurecer estes aços é através do trabalho a frio. O aço austenítico endurece rapidamente por trabalho a frio com o habitual realinhamento da estrutura cristalina.

O endurecimento por trabalho também provoca alguma transformação de partes da austenite em martensite, o que contribui para o efeito de endurecimento.

1. RECOZIMENTO DE AÇO AUSTENÍTICO

O aço inoxidável requer uma temperatura mais elevada para o recozimento (1800^0 F a 2000^0 F) do que o aço carbono. A esta temperatura, todos os efeitos do trabalho a frio são eliminados e o metal regressa ao seu estado mais macio e mais trabalhável. As bandas ortodônticas e os fios de ligadura são normalmente fornecidos totalmente recozidos. O arrefecimento a partir da temperatura de recozimento deve ser rápido, normalmente por têmpera. Este arrefecimento rápido não é uma parte essencial do processo de recozimento, mas é importante para o controlo da corrosão.

2. ALÍVIO DE TENSÕES EM AÇO INOXIDÁVEL

O processo de tratamento térmico mais importante para o aço inoxidável ortodôntico é o processo de alívio de tensões a temperaturas relativamente baixas, que é utilizado tanto no fabrico como no consultório do ortodontista. O aço endurecido por trabalho é endurecido pelo encravamento dos grãos e os átomos são bloqueados em situações em que estão sob tensão, mesmo quando a peça como um todo não está sob tensão. Quando um fio com tais tensões internas é dobrado para produzir uma ação de mola, as áreas anteriormente sujeitas a tensões não podem fazer a sua parte total. Se a força aplicada tiver de ser resistida pelas regiões sob tensão, uma parte da sua reserva de resistência já foi utilizada no seu limite de resistência. Se a tensão interna estiver na mesma direção que a nova carga, as duas aumentam uma à outra. Em ambos os casos, a ação do fio é enfraquecida pela tensão interna.

O alívio de tensões elimina essas áreas de tensão no interior do fio e coloca-o em condições de trabalhar mais eficazmente. Como as tensões internas são aliviadas, também pode haver alguma mudança na forma do fio. Esta é a segunda razão para o alívio de tensões em ortodontia. Um fio que é dobrado para formar uma arcada está cheio de tensões residuais que tendem a voltar à sua forma original. Isto acontece gradualmente à temperatura normal, causando uma mudança lenta na forma da arcada (memória elástica). Um tratamento térmico de alívio de tensões acelera esta mudança de forma para que o fio seja mais estável. Quando este tratamento é aplicado a um arco, a forma deve s e r sempre verificada e o arco deve ser remodelado, se necessário, após o tratamento térmico.

As alterações de alívio de tensões dependem tanto do tempo como da temperatura, e podem ser controladas pelo ajuste de qualquer um destes factores. Em geral, o tratamento a baixa temperatura (400^0 F a 700^0 F) durante um longo período de tempo é o mais desejável. Mas o arco formado para um paciente na cadeira não pode ser tratado durante horas ou mesmo durante muitos minutos. Felizmente, a maior parte dos benefícios do tratamento térmico pode ser produzida em poucos minutos ou menos a uma temperatura de 800^0 F. Isto é especialmente verdadeiro se os fios tiverem sido previamente aliviados no fabrico para eliminar a tensão no processo de fabrico do fio. O forno é o método mais fiável para o tratamento térmico devido à temperatura relativamente uniforme.

CORROSÃO INTERGRANULAR DO AÇO INOXIDÁVEL

O carbono é uma propriedade indesejável no aço inoxidável austenítico, mas é difícil removê-lo completamente. O aço inoxidável 18-8 pode perder a sua resistência à corrosão se for aquecido entre 400^0 C e 900^0 C, a temperatura exacta depende do teor de carbono. Essas temperaturas estão definitivamente dentro da faixa usada pelo ortodontista em brasagem, solda e soldagem.

A razão para a diminuição da resistência à corrosão é a precipitação de carboneto de crómio nos limites dos grãos a altas temperaturas. Os pequenos átomos de carbono, que se difundem rapidamente, migram de todas as partes do cristal para os limites dos grãos e combinam-se com os grandes átomos de crómio, que se difundem lentamente, na periferia do grão, onde a energia é mais elevada, formando o carboneto de crómio (Cr3C). A formação de carboneto de crómio é máxima a 650^0 C. Abaixo desta temperatura, a taxa de difusão é menor, enquanto que, acima dela, ocorre uma decomposição do carboneto de crómio. Quando o crómio se combina com o carbono desta forma, as suas qualidades passivantes perdem-se e, consequentemente, a resistência à corrosão do aço é reduzida. Uma vez que a porção de grão adjacente ao limite de grão é geralmente esgotada para produzir carboneto de crómio, ocorre corrosão intergranular e pode resultar uma desintegração parcial do metal com um enfraquecimento geral da estrutura. A formação de carboneto de crómio é designada por sensibilização.

PREVENÇÃO DA CORROSÃO INTERGRANULAR

Existem vários métodos para minimizar esta condição. Os dois métodos mais utilizados são:

1. Manter-se fora do intervalo de temperatura de sensibilização.

A rapidez no manuseamento dos metais no intervalo de temperatura de sensibilização, como durante a soldadura, pode ser um meio muito eficaz de minimizar a sensibilização. O aço inoxidável deve ser sempre temperado imediatamente após a soldadura, para que desça a uma temperatura segura o mais rapidamente possível. Esta é também a razão para a têmpera após o recozimento. À temperatura de recozimento, o carboneto de crómio é quebrado. Se um metal for arrefecido rapidamente desde o recozimento até à temperatura ambiente, não há oportunidade para a formação de carboneto de crómio. Tanto as soldas de baixa temperatura como as de alta temperatura podem ser utilizadas para controlar a corrosão intergranular. Se forem utilizadas corretamente com solda de baixa temperatura (solda de prata que funde abaixo de 1100^0 F), o objetivo é aquecê-la até à temperatura de soldadura, soldar e depois arrefecer o mais rapidamente possível. Este é o procedimento mais comummente utilizado na soldadura de aço inoxidável. A solda de alta temperatura (solda de ouro que derrete acima de 1200^0 F) também pode ser usada, mas somente se toda a peça de aço puder ser aquecida a esta alta temperatura. O metal está então acima da gama de sensibilização, enquanto está a ser soldado, e por isso é perfeitamente seguro. Naturalmente, deve ser temperado imediatamente após a soldadura. Se apenas uma parte do aço for aquecida a esta temperatura de soldadura elevada, haverá uma zona fora da área de soldadura que se encontra no intervalo de temperatura de sensibilização. Por conseguinte, este método só é útil para peças pequenas.

2. Controlo do teor de carbono (estabilização)

O segundo método de controlo da corrosão intergranular consiste na introdução de alguns elementos que se associam ao crómio ou na manutenção de um teor de carbono excecionalmente baixo (inferior a
.08%). O titânio é frequentemente utilizado para este fim. Se o titânio for introduzido numa quantidade aproximadamente seis vezes superior ao teor de carbono, a precipitação de carboneto de crómio pode ser inibida durante um curto período de tempo às temperaturas normalmente encontradas nos procedimentos de soldadura. Diz-se que os aços inoxidáveis que foram tratados desta forma estão estabilizados. O aço estabilizado é menos suscetível à corrosão intergranular, mas ainda não é 100% seguro. O manuseamento adequado pelo ortodontista pode modificar completamente a vantagem.

FIO ENTRANÇADO, TORCIDO OU MULTI-TRANÇADO

Os fios de aço inoxidável de diâmetro muito pequeno podem ser entrançados ou torcidos em conjunto pelo fabricante para formar fios maiores para a ortodontia clínica. Em termos de desempenho, o fio fornece forças mais elevadas por unidade de ativação ao longo de uma distância maior e a resistência também é aumentada. O resultado é um material inerentemente de alto módulo de elasticidade com baixa rigidez devido à sua natureza de mola co-axial. Os fios separados podem ser tão pequenos como 0,178 mm, mas os fios finais entrelaçados podem ter uma forma redonda ou retangular, e a sua dimensão transversal situa-se entre 0,406 mm e 0,635 mm.

Devido ao seu baixo módulo de elasticidade "aparente" em flexão, estes tipos de arames aplicam forças reduzidas para uma determinada deflexão quando comparados com arames sólidos de aço inoxidável.

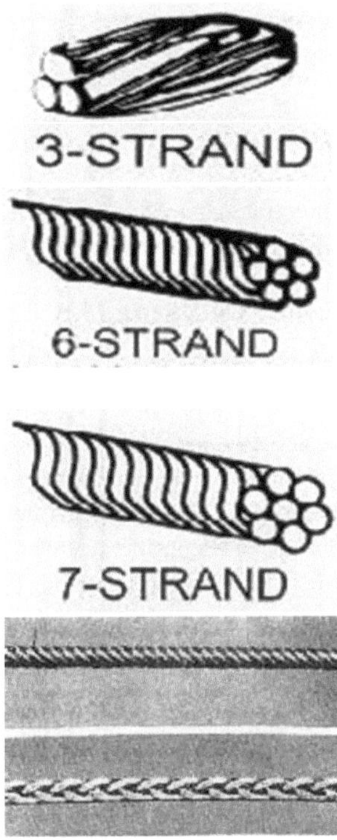

Kusy e Dilley investigaram a resistência, a rigidez e as propriedades de retorno elástico de fios multifilares num modo de tensão de flexão. Observaram que a rigidez de um fio de arco de aço inoxidável de fio triplo de 0,0175" (3 x 0,008") era semelhante à de um fio de aço inoxidável de fio simples de 0,010". O fio multifilar de 0,0175" era 25% mais forte do que o fio de aço inoxidável de 0,010". O fio multifilar de 0,0175" e o nitinol de 0,016" apresentaram rigidez semelhante. No entanto, o nitinol tolerou uma ativação 50% superior à dos fios multifilares. Ingram, Gipe e Smith observaram que os fios de liga de titânio e os fios de aço inoxidável multi-fios têm uma rigidez baixa quando comparados com os fios de aço inoxidável sólidos. Os investigadores também descobriram que a maioria dos fios multifilares tinha um retorno elástico semelhante ao do nitinol, mas um retorno elástico maior quando comparado com fios sólidos de aço inoxidável ou beta-titânio e têm propriedades de retorno elástico que são relativamente independentes do tamanho do fio.

VANTAGENS DO AÇO INOXIDÁVEL

-O custo mais baixo das ligas de arame.
-Biocompatibilidade comprovada por uma utilização clínica extensiva
-Excelente formabilidade para o fabrico de aparelhos ortodônticos.
-Pode ser soldado e soldadas, embora as juntas soldadas soldadas possam necessitar de reforço de solda.

DESVANTAGENS DO AÇO INOXIDÁVEL

-Emissão de força elevada
-Relativamente baixo retorno elástico à flexão em comparação com o beta-titânio e as ligas de níquel-titânio.
-Pode ser suscetível de corrosão intergranular após aquecimento às temperaturas necessárias para a união.

FIO DE LIGA DE CRÓMIO-COBALTO-NÍQUEL[15,41]

INTRODUÇÃO

Os fios ortodônticos de cobalto - crómio - níquel são muito semelhantes em termos de aspeto, propriedades mecânicas e caraterísticas de união aos fios de aço inoxidável, mas têm uma composição muito diferente e uma resposta consideravelmente maior ao tratamento térmico. Pertencem a um grupo de ligas denominadas ligas satélite. Estas ligas foram originalmente desenvolvidas para serem utilizadas como molas de relógio (ELGILOY), mas as suas propriedades são também excelentes para fins ortodônticos. Estes fios estão disponíveis em quatro têmperas: macia, dúctil, semi-resiliente e resiliente. As diferenças nas propriedades mecânicas resultam de variações proprietárias no processo de fabrico do fio. Os fios são fornecidos ao ortodontista em diferentes calibres e formas de secção transversal com propriedades físicas diferentes. A sua resistência à oxidação e à corrosão na boca é excelente. Podem ser submetidos aos mesmos procedimentos de soldadura e soldagem descritos para os fios ortodônticos de aço inoxidável. moldados em aparelhos, depois tratados termicamente para fornecer valores substancialmente aumentados de tensão de cedência e resiliência. As outras têmperas são menos populares do que a têmpera mole porque os fios feitos com elas têm menor maleabilidade e são mais caros do que o aço inoxidável.

COMPOSIÇÃO:

COBALT	40%
CROMO	20%
NÍQUEL	15%
MOLYBDENUM	7%
MANGANÊS	2%
CARBONO	.15%
BERÍLIO	.04%
FERRO	15.8%
Os fios de têmpera mole são populares	com os clínicos porque são facilmente deformados e

TRATAMENTO TÉRMICO

A liga de Cobalto-Crómio-Níquel pode ser amolecida por imersão em calor entre 1100^0 C e 1200^0 C, seguida de uma têmpera rápida. A gama de temperaturas de endurecimento por envelhecimento é de 260^0 C a 650^0 C. No caso da liga Elgiloy, a liga deve ser mantida a 482^0 C durante 5 horas. Normalmente, os fios são tratados termicamente antes de serem fornecidos ao utilizador e podem ser encomendados com vários graus de dureza. Além disso, o ortodontista pode tratar termicamente os fios, colocando-os num forno ou passando uma corrente eléctrica através deles com certos tipos de soldadores por pontos. Um ciclo típico seria de 482^0 C durante 7 a 12 minutos. Este tratamento térmico aumentaria o limite de elasticidade e diminuiria a ductilidade. Os fios fabricados com esta liga não devem ser recozidos. O efeito de amolecimento resultante não pode ser revertido por um tratamento térmico subsequente. Além disso, se apenas uma parte de um fio for recozida, pode ocorrer uma fragilização grave das secções adjacentes.

PROPRIEDADES FÍSICAS

A resistência à mancha e à corrosão é excelente. A dureza, o limite de elasticidade e a resistência à tração são aproximadamente os mesmos que os do aço inoxidável 18-8. As propriedades mecânicas típicas dos fios ortodônticos são apresentadas na tabela. A ductilidade na condição amolecida é maior do que a das ligas de aço inoxidável 18-8 e menor do que a das ligas na condição endurecida.

TRATAMENTO TÉRMICO DE RECUPERAÇÃO

É possível aumentar as propriedades elásticas medidas de um fio aquecendo-o a temperaturas comparativamente baixas (370^0 C a 480^0 C) depois de ter sido trabalhado a frio. O tratamento térmico de alívio de tensões elimina as tensões residuais durante a recuperação sem alteração pronunciada das propriedades mecânicas. Este tratamento também estabiliza a forma do aparelho. Os fios de cobalto-crómio-níquel são mais sensíveis ao tratamento térmico a baixa temperatura do que os fios de aço inoxidável 18-8. Uma redução da ductilidade acompanha o aumento do limite de elasticidade. Uma mudança de fase, bem como o alívio de tensões, são provavelmente responsáveis. Embora a faixa de temperatura ideal para o tratamento térmico de alívio de tensões seja, na maioria das vezes, 370^0 C a 480^0 C, parece não haver razão para exceder o limite de baixa temperatura de 370^0 C quando o fio é de aço inoxidável austenítico não estabilizado. Onze minutos a aproximadamente 370^0 C resultam num limite máximo proporcional para um aparelho trabalhado a frio severamente. Esta temperatura também está abaixo do limite inferior (425^0 C) do intervalo de temperatura de sensibilização. O Elgiloy mais macio (Azul) não pode ser tratado termicamente para se tornar tão frágil ou duro como o temperamento de alta elasticidade, ou o fio Elgiloy mais duro (Vermelho). Para utilizar Elgiloy corretamente, o utilizador deve estar bem familiarizado com ele. Um tratamento térmico de alívio de tensões não só melhora as propriedades elásticas de trabalho de um aparelho de arame, como também pode reduzir as falhas causadas pela corrosão, que podem ocorrer em áreas de elevada tensão localizada.

PROPRIEDADES MECÂNICAS

Com a exceção do Elgiloy de têmpera vermelha, o fio de co-cr não tratado termicamente tem uma mola traseira mais pequena do que os fios de aço inoxidável de tamanho comparável, mas esta propriedade pode ser melhorada através de um tratamento térmico adequado. Os níveis óptimos de tratamento térmico podem ser confirmados por um fio de cor palha escura ou pela utilização de uma pasta indicadora de temperatura. A vantagem do fio co-cr em relação aos fios de aço inoxidável inclui uma maior resistência à fadiga e à distorção e uma função mais longa como mola resiliente. Na maioria dos outros aspectos, as propriedades mecânicas dos fios de co-cr são muito semelhantes às dos fios de aço inoxidável. Por conseguinte, os fios de aço inoxidável podem ser utilizados em vez de fios de co-cr do mesmo tamanho em situações clínicas em que a capacidade de endurecimento por calor e a resistência à torção adicional dos fios de co-cr não são necessárias. O elevado módulo de elasticidade dos fios de co-cr sugere que estes fios fornecem o dobro da força dos fios de beta-titânio e quatro vezes a força dos fios de nitinol para igual quantidade de ativação. Deve-se ter cuidado ao soldar acessórios a estes fios, uma vez que a alta temperatura pode causar recozimento com a consequente perda de rendimento e resistência à tração. Para este efeito, recomenda-se a utilização de solda de baixa fusão.

VANTAGENS

-Custo relativamente baixo, embora superior ao do aço inoxidável
-Biocompatibilidade comprovada por uma utilização clínica extensiva
-Formabilidade exterior no estado em que é recebido.
-Pode ser soldada e soldada.
-Excelente resistência à corrosão na boca.

DESVANTAGENS

-Fornecimento de força altamente elástica
-Retorno de mola inferior ao do aço inoxidável.

AVANÇOS NO DOMÍNIO DO COBALTO-CRÓMIO

1. G e H WIRE COMPANY

Combinando ductilidade e resistência, os fios de níquel-cobalto colboloy podem ser tratados termicamente nas áreas de dobragem e facilmente soldados sem recozimento. São altamente flexíveis e resistentes ao atrito, à fadiga e à corrosão. O fio também oferece uma fricção reduzida do suporte e uma maior eficiência da mola do que os fios de aço inoxidável típicos.

Uma verdadeira forma de arco está disponível em tamanhos de 0,014" a 0,018" redondo e 0,016" x 0,022" a 0,019" x 0,025" retangular.

2. MASAL ORTHODONTICS INTERNATIONAL

Os arcos de crómio-cobalto Masiloy azul tratáveis termicamente podem aceitar curvas acentuadas sem se partirem. O tratamento térmico aumenta a resiliência em 20%. Os fios estão disponíveis em tamanhos de arco natural de 0,016" x 0,016", 0,016" x 0,022" e 0,017" x 0,025".

FIOS DE ARCO AUSTRALIANOS / A.J. WILCOCK ARCH WIRES[14,45,46,47]

Nos anos 40, em colaboração com um metalúrgico australiano, Arthur J. Wilcock, Begg procurou desenvolver um material de fio que satisfizesse os seus requisitos paradoxais. Após vários anos de experimentação, produziram um fio que é suficientemente espesso para distribuir forças a um nível ótimo para o movimento dentário a uma distância considerável durante um longo período de tempo e com uma perda mínima de força e intensidade enquanto o faz. É também suficientemente espesso para resistir ao enfraquecimento e à deformação devidos ao desgaste dos aparelhos na boca. Para além de variáveis como a trefilagem e o tratamento térmico, uma ligeira flutuação na velocidade a que o fio é trefilado através das matrizes afecta as suas propriedades físicas. Variações adicionais podem ser causadas por flutuações na velocidade a que o fio passa pela fonte de calor, o que pode contribuir para agravar as variações introduzidas anteriormente. Este problema de controlo de qualidade pode resultar num fio demasiado macio ou demasiado frágil. Outro problema é o facto de o fio parecer satisfatório, mas conter defeitos que causam a quebra durante o fabrico do arco. Uma das propriedades notáveis do arame australiano é a sua resiliência ou capacidade de voltar a saltar depois de ter sido deformado. Esta propriedade pode ser verificada dobrando o arame com os dedos enquanto o segura com o alicate.

Os fios australianos estão disponíveis nas seguintes formas.

1. Grau regular Branco

2. Regular mais Verde

3. Preto especial

4. Especial mais Laranja

5. Extra especial plus Azul

6. Azul Supremo

GRAU REGULAR

Grau mais baixo e mais fácil de dobrar. Utilizado para formar auxiliares e pode ser utilizado para formar fios de arco quando a distorção e a abertura da mordida não são um problema. Disponível nos tamanhos de 0,012", 0,014", 0,016", 0,018" e 0,020"

REGULAR MAIS GRAU

Relativamente fácil de moldar, mas mais resistente do que a qualidade normal. Utilizado para auxiliares e fios de arco quando se pretende mais pressão e resistência à deformação. Disponível nos tamanhos 0,014", 0,016", 0,018" e 0,020".

GRAU ESPECIAL

Altamente resistente, mas pode ser moldado em formas complexas com pouco perigo de quebra. O 0,016" é frequentemente utilizado para iniciar arcos. Disponível nos tamanhos 0,014", 0,016", 0,018" e 0,020".

GRAU ESPECIAL PLUS

O fio Special plus é utilizado regularmente por operadores experientes. A dureza e a resiliência do fio de 0,016" são excelentes para suportar a ancoragem e reduzir as mordidas profundas. Disponível nos tamanhos 0,014", 0,016", 0,018", 0,020" e 0,022".

EXTRA ESPECIAL PLUS

Este tipo é inigualável em termos de resistência. É mais difícil de dobrar e mais sujeito a fracturas. No entanto, muitos ortodontistas consideram que a capacidade deste fio para movimentar os dentes, abrir sobremordidas profundas e resistir à deformação supera em muito o incómodo causado por uma quebra ocasional durante a dobragem. Este fio pode quebrar-se facilmente se não for dobrado corretamente; não há margem para erros de dobragem. Cada bobina de 25 pés é pré-testada, um gancho intermaxilar é dobrado no fio e deixado como prova de que o fio é de qualidade adequada. Disponível apenas no tamanho de 0,016".

GRAU SUPREMO / PREMIUM PLUS

Utilizado principalmente no tratamento de rotações, alinhamento e nivelamento. Destina-se a ser utilizado em secções curtas ou arcos completos onde não são necessárias curvas acentuadas. Disponível em 0,010", 0,012" e 0,016". Devido à extrema dureza do fio australiano, deve ser dada especial atenção para o dobrar com êxito.

1. Pré-aquecer o fio fazendo-o deslizar entre o polegar e o indicador. Não tentar endireitar o arame, esticando-o entre os bicos do alicate.

2. Segure o alicate muito ligeiramente quando dobrar o fio. Não apertar ou puxar o fio. Os alicates devem ter bicos lisos, não sendo recomendadas pontas de carboneto.

3. Dobrar o fio muito lentamente, fazendo pressão com o polegar ou o indicador. Não rodar o alicate durante o processo de enfiar o fio, pois os laços e círculos devem ser formados contra o bico quadrado e os bicos devem estar ligeiramente afastados.

4. Nunca apertar o fio com o alicate antes ou durante a dobragem.

5. Não riscar o fio para localizar as curvas.

UTILIZAÇÃO DE ARAMES AUSTRALIANOS MAIS RECENTES

A classe suprema dos tamanhos 0,008"- 0,011" é utilizada para
-Para fazer diferentes auxiliares como MAA (Mollenhauer, s aligning auxiliary), Spec auxiliary, Udder arch, etc.

-Para fabricar mini molas de verticalização.
O fio de -0,011" pode ser utilizado para alinhar o segundo molar no final da fase III.

FABRICO DE ARCOS DE AÇO AUSTRALIANOS

ENDIREITAMENTO DO SPINNER

Trata-se de um processo mecânico de endireitamento de materiais resistentes, normalmente no estado estirado a frio. O fio é puxado através de rolos de bronze rotativos que torcem o fio até ficar reto. A desvantagem deste processo é

-Deformação resultante

-Diminuir o valor da tensão de cedência.

ALISAMENTO DE PULSOS

No endireitamento por impulsos, o fio é submetido a impulsos numa máquina especial que permite endireitar fios de alta resistência e com diâmetros mais baixos do que o possível anteriormente com o endireitamento por centrifugação. O limite de elasticidade do material não é alterado e a superfície tem um acabamento mais liso e, por conseguinte, provoca uma baixa fricção.

FIOS DE NÍQUEL TITÂNIO PARA ARCOS [2,20,33,37,44,47,48,49]

Um avanço significativo nos materiais ortodônticos foi feito no final dos anos 1930 e 1940, quando o fio de aço inoxidável tornou-se amplamente disponível. Desde essa altura, tem havido uma evolução contínua na força e resiliência dos fios utilizados no tratamento ortodôntico. O desenvolvimento do fio de Nitinol foi outra melhoria que surgiu da procura ortodôntica de uma força mais leve e de um maior alcance de trabalho.

O titânio, um metal descoberto por M. H. Klaproth em 1795, passou muito rapidamente de um metal raro a um importante metal estrutural devido ao seu elevado peso, elevada resistência e resistência à corrosão. Tem um número atómico 22 e um peso atómico de 47,9 e ocupa o nono lugar na abundância de metais na crosta terrestre. 98% de todas as rochas examinadas continham titânio, para além de areia, argila e outros solos. Muitos minerais contêm titânio, sendo os principais a ilmenite e o rutilo. A ilmenite é um minério de óxido não titânico ou titanato de ferro que contém 32% de titânio. O rutilo é óxido de titânio e é mais rico em titânio. O nitinol foi inventado no início da década de 1960 por Wlliam F. Buehler, um metalúrgico investigador do Naval Ordinance Laboratory em Silver Spring, Maryland. (atualmente designado por Naval Surface Weapons Centre). Ele fez uma extensa investigação e publicou as suas descobertas sobre as propriedades e utilizações desta nova liga. O nome Nitinol é um acrónimo derivado dos elementos que compõem a liga, Ni de níquel, Ti de titânio e Nol de Naval ordinance laboratory.

NITINOL CONVENCIONAL

A NITI foi introduzida na ortodontia pelo Dr. George Andreasen e seus associados. Em grande parte graças aos seus esforços e aos da empresa Unitek, a primeira liga de Nitinol foi comercializada aos ortodontistas como Nitinol.

Ironicamente, esta primeira composição 50:50 de níquel e titânio era uma liga com memória de forma apenas na composição. De facto, esta liga era passiva, uma vez que o efeito de memória de forma tinha sido suprimido pelo trabalho a frio do fio durante a trefilagem. O que era tão atrativo nesta liga estabilizada martensítica era a sua baixa força por unidade de desativação, ou seja, a sua baixa rigidez. Em comparação com a concorrência da época, este fio era bastante elástico, fornecendo apenas $1/5^{th}$ a $1/6^{th}$ da força por unidade de desativação e satisfazendo melhor os critérios de força leve e contínua. Quando esta rigidez foi combinada com o seu excelente alcance e elevado retorno elástico, poder-se-ia presumir que este fio era o ideal. No entanto, não demorou muito para que a sua falta de formabilidade fosse reconhecida como uma limitação, especialmente quando os fios se partiam. A falta de formabilidade mantém-se em grande parte hoje em dia, mas a fragilidade inicial que assolava os primeiros produtos de nitinol já foi rectificada há muito tempo.

NITINOL PSEUDOELÁSTICO

Para além da liga estabilizada martensítica convencional, estão atualmente disponíveis duas outras ligas genéricas do tipo nitinol que são activas, ou seja, que sofrem alguma forma de efeito de memória de forma (SME) e são super elásticas.

Duas ligas genéricas são
1. Liga ativa austenítica
2. Liga ativa martensítica
Na liga ativa austenítica, as fases martensítica e austenítica desempenham um papel importante durante a sua deformação mecânica. A martensite representa a fase de baixa rigidez e a austenite representa a fase de elevada rigidez. Assim, ao ser carregada, a liga ativa austenítica produz cerca de três vezes mais força por ativação do que a liga de nitinol estabilizada martensítica convencional.

A rigidez é comparável à do nitinol martensítico. De facto, ocorreu uma transformação de fase induzida por tensão, na qual a fase austenítica se transformou em fase martensítica. Após a desativação, ocorre o inverso e a fase martensítica é gradualmente transformada em fase austenítica. Como o retorno elástico é quase total, esta série de eventos clínicos é elástica, apesar do facto de a aparência ser bastante não linear. O facto de a martensite se transformar reversivelmente em austenite e, assim, mudar de forma para manter a força, representa o atributo chave desta liga não linear, mas ainda assim elástica, e é designado por pseudo elasticidade. Atualmente, estão a ser comercializadas várias ligas que utilizam a pseudo elasticidade. A mais comum delas é a liga de cobre superelástica 27^0 C, descrita mais adiante.

NITINOL TERMOELÁSTICO

A terceira liga do tipo Nitinol no mercado atual é uma liga martensítica ativa que, em última análise, exibe um Efeito de Memória de Forma (SME) induzido termicamente. Esta é a tão esperada liga de Nitinol que o Dr. Andreasen esperava um dia empregar em ortodontia. Durante muitos anos, as composições da liga simplesmente não podiam ser controladas com precisão suficiente para produzir um fio uniforme. A temperatura de transição de martensítico para austenítico tinha que ocorrer na região da temperatura ambiente oral e, no entanto, sabia-se que para cada 150 partes por milhão de variações na composição, ocorria uma mudança de 1° C na temperatura de transição.

Após a distorção e inserção na boca do paciente, o aparelho seria ativado pelo calor da cavidade oral e voltaria à sua forma pré-determinada. Tirando partido da termo elasticidade, é possível gerar uma série de formas finais de arcada e, assim, o profissional pode manter o controlo. Atualmente, o efeito termoelástico é demonstrado na liga Sentalloy light da GAC International.

COMPOSIÇÃO E PROPRIEDADES FÍSICAS

A composição do níquel-titânio utilizado em medicina dentária é a seguinte

Níquel	- 54%
Titânio	-44%
Cobalto	- 2%

Esta composição resulta numa relação atómica de 1 para 1 dos componentes principais. Tal como noutros sistemas, esta liga pode existir em várias formas cristalográficas. A altas temperaturas, uma rede cúbica centrada no corpo (BCC), referida como fase austenítica, é estável, enquanto que um arrefecimento adequado pode induzir a transformação para uma rede martensítica hexagonal compactada. Esta transformação caraterística da fase austenítica em martensítica resulta em duas caraterísticas únicas de potencial relevância clínica, ou seja, memória de forma e super elasticidade ou pseudo elasticidade.

FIO COM MEMÓRIA DE FORMA

A maioria dos ortodontistas conhece o Nitinol devido a uma propriedade única da liga chamada "memória de forma". O Nitinol tem a caraterística de ser capaz de retornar a uma forma previamente fabricada quando é aquecido através de uma faixa de temperatura de transição. Para utilizar esta propriedade, o fio deve primeiro ser colocado na forma desejada e mantido enquanto é submetido a um tratamento térmico a alta temperatura. Depois de o fio ter arrefecido até à temperatura ambiente, pode ser deformado dentro de determinados limites de tensão. O efeito de "memória" é conseguido estabelecendo primeiro uma forma a uma temperatura próxima de 482^0 C (900^0 F). O fio é então arrefecido e moldado numa segunda forma. O aquecimento subsequente através de uma temperatura de transição mais baixa faz com que o fio regresse à sua forma original. O teor de cobalto é utilizado para controlar a temperatura de transição inferior, que pode ser próxima da temperatura da boca 37^0 C ($98,4^0$ F).

SUPER ELASTICIDADE

A indução da transição austenítica para martensítica por tensão pode produzir super elasticidade, um fenómeno que é utilizado em alguns fios ortodônticos de níquel. Se a liga for submetida a uma tensão, o resultado inicial é o comportamento proporcional à tensão-deformação. No entanto, a uma tensão suficiente para induzir a transformação de fase, há um aumento suficiente na deformação, referido como super elasticidade ou pseudo elasticidade. A liga de níquel-titânio pode, portanto, ser produzida com a estrutura austenítica ou mastensítica, com diferentes graus de trabalho a frio e variações na temperatura de transição. Em geral, o fio de níquel-titânio tem valores de módulo relativamente baixos e uma gama de trabalho maior. São difíceis de unir e têm de ser unidos por engastes mecânicos, uma vez que a liga não pode ser soldada nem soldada.

OUTRAS PROPRIEDADES

O Clinch back distal ao tubo bucal do molar pode ser obtido por resistência ou recozimento a chama da extremidade do fio. Isto torna o fio muito macio e pode ser dobrado na configuração preferida. Uma cor azul escura indica a temperatura de recozimento desejada. Os resultados sobre a resistência à corrosão dos fios de nitinol têm sido inconsistentes. Apesar de alguns investigadores relatarem que o nitinol é resistente à corrosão como o aço inoxidável, vários autores descobriram que o nitinol é mais suscetível à corrosão do que outras ligas ortodônticas. Schwaninger, Sarkar e Foster observaram que a corrosão não afecta as propriedades de flexibilidade dos fios de nitinol. Alguns relatórios indicam um aumento da deformação permanente e uma diminuição da elasticidade causada pela corrosão ou pelos efeitos cumulativos do trabalho a frio. O nitinol foi considerado mais suscetível à dissolução electrolítica do que o aço inoxidável. Os benefícios mais importantes dos fios de nitinol são obtidos quando um fio retangular é inserido no início do tratamento. É possível obter rotação, nivelamento, inclinação e torção simultâneos com um fio retangular resiliente como o nitinol. Os clínicos têm sido bem sucedidos no início do tratamento de certos casos cuidadosamente selecionados com fios rectangulares de tamanho normal que quase preenchem a ranhura do bracket. Em alguns casos, o caso ativo foi tratado com apenas um fio de arco. É ideal para uso com a maioria dos aparelhos de pré-torque e pré-angulados, porque a inclinação e o endireitamento dos dentes podem ser iniciados nos estágios iniciais do tratamento. Quando o caso está quase concluído com um fio de arco de nitinol, há muito pouco a fazer no que respeita à colocação de dobras de compensação nas raízes verticalizadas, uma vez que os espaços foram fechados. No tratamento de casos de extração com brackets duplos pré-torcidos e pré-angulados e Nitinol, pode ser utilizado o método auxiliar convencional de fecho de espaços, juntamente com o aparelho extrabucal, quando necessário. A utilização de nitinol com brackets pré-torquizados e pré-angulados, requer uma monitorização cuidadosa dos movimentos dentários devido à elevada elasticidade dos fios e à força mais contínua. Por conseguinte, os intervalos de tempo entre as consultas não podem ser alargados.

PROPRIEDADES MECÂNICAS

O módulo de elasticidade do nitinol é de 41,4 x 10^3 Mpa, (6 x 10^6 psi), a tensão de cedência é de 427 Mpa (62.000 psi) e a tensão de rutura é de 1489 Mpa (216.000 psi). Estas propriedades resultam em forças ortodônticas muito baixas quando comparadas com aço inoxidável ativado e de construção semelhante. A baixa rigidez em combinação com a resistência moderadamente alta é responsável pela grande deflexão elástica do fio ou faixa de trabalho. A liga tem uma formabilidade limitada.

APLICAÇÃO CLÍNICA DO NITI

O elevado retorno elástico, a flexibilidade, as forças constantes reduzidas, a memória de forma e a elasticidade são propriedades importantes e vantajosas para a aplicação clínica do Niti. Garher, Allai, Moore, Kapila e colaboradores observaram que as forças de fricção braquete/fio com fios de nitinol são superiores às do fio de aço inoxidável e inferiores às do fio de beta-titânio.

Niti pode ser utilizado com êxito no tratamento de
-Correcções de mordidas cruzadas
-Correção de caninos afectados
-Abrir as mordidas.

Os fios de nitinol podem ser utilizados em más oclusões de Classe I, Classe II ou Classe III, tanto em casos de extração como de não extração. Ao selecionar os casos que mais beneficiam da utilização de fios de nitinol, o critério principal é a quantidade de desalinhamento dos dentes em relação à f o r m a ideal da arcada. Quanto mais o fio tiver de ser desviado da forma ideal da arcada quando ligado ao bracket, maior é o benefício do fio de nitinol em relação ao aço inoxidável.

UTILIZAÇÃO DE NITINOL TERMOELÁSTICO

O nitinol tem uma propriedade única que é de utilidade prática para o ortodontista. Essa propriedade é a sua extrema elasticidade quando é estirado num fio de alta resistência. Este fio é muito mais difícil de deformar durante o manuseamento e assentamento na ranhura dos brackets do que o aço inoxidável. É a extrema elasticidade do nitinol que oferece ao clínico um avanço na aplicação de materiais ortodônticos. O fio pode ser utilizado durante um período de tempo mais longo sem sofrer alterações e pode encurtar o tempo de tratamento necessário para nivelar a dentição. O nitinol tem outra propriedade notável de retornar a uma forma previamente fabricada, quando é aquecido através de uma faixa de temperatura de transição. Se quisermos tirar partido desta propriedade, o fio deve primeiro ser colocado na forma pretendida enquanto é submetido a um tratamento térmico a alta temperatura. Depois de o fio ter arrefecido até à temperatura ambiente, pode ser deformado dentro de certos limites de tensão. Quando aquecido até à sua TTR única, lembrar-se-á da sua forma e regressará à configuração original. Após ter sido deformado, o fio de nitinol regressa à sua forma original através de um de dois métodos. Em primeiro lugar, o fio recupera quase completamente a sua forma original devido ao seu módulo de elasticidade sem aquecimento, devolvendo o fio desejado à sua forma original. Em segundo lugar, o fio recuperará completamente a sua forma deformada ao ser colocado na TTR entre 31 e 45o C. A temperatura média da boca está nessa faixa e faz com que o fio assuma a forma original, deformando-o. A TTR do Nitinol pode ser ajustada variando-se o teor de Níquel e Cobalto. Para fins ortodônticos, este fio de nitinol térmico é ligado de modo a que a TTR corresponda à temperatura aproximada da boca, permitindo assim que parte da propriedade de "memória" do fio seja utilizada para movimentar os dentes.

RECICLAGEM CLÍNICA DE NÍQUEL-TITÂNIO

Estão disponíveis comercialmente dois tipos de fios de liga de níquel-titânio. O primeiro deles é o Nitinol (Unitek Corporation) e o mais recente é o Niti Cormaco (Alif) e o Sentalloy (GAC International), entre outros. Os dois demonstram várias diferenças nas propriedades. Enquanto os fios de Nitinol originais estão principalmente na fase martensítica à temperatura ambiente, os fios Niti mais recentes têm uma estrutura de grão austenítico e um retorno elástico 1,6 vezes maior. Quando comparados com o Nitinol, os fios Niti são também 36% mais rígidos a 80% das activações e não dependem do tempo no que diz respeito ao relaxamento da tensão. As propriedades mecânicas desejáveis dos fios de liga de níquel-titânio e o seu custo relativamente elevado levaram muitos médicos a reciclar estes fios. Os fios de níquel-titânio, especialmente os do tipo pseudoelástico mais recente, sofrem alterações de fase como resultado do tratamento térmico que alteram substancialmente as suas propriedades. Kapila , Haugen e Watanabe observaram que temperaturas superiores a 60^0 C aumentam a suscetibilidade destes fios de níquel titânio austenítico mais recentes à deformação plástica e diminuem o seu retorno elástico. Uma vez que várias formas de tratamento térmico são frequentemente utilizadas para esterilização, são indicados estudos adicionais para determinar os efeitos da reciclagem em conjunto com esterilizações térmicas.

ESTERILIZAÇÃO DE ARCOS ORTODÔNTICOS

O custo relativamente elevado dos fios de níquel-titânio e a sua capacidade de voltar às suas formas originais suscitaram preocupações quanto ao tratamento do fio entre pacientes para prevenção de infecções cruzadas. BUCKTHAL e KUSY estudaram os efeitos de desinfectantes a frio nas propriedades mecânicas e na topografia da superfície de fios de nitinol de 0,17" x 0,025". Foram utilizadas três desinfecções aprovadas pela ADA na concentração antimicrobiana máxima. Foram utilizados o glutaraldeído ácido a 2%, o dióxido de cloro e o iodóforo. Foram realizados testes de flexão e tração para determinar se a rigidez, a resistência ou o alcance dos fios se alteram após o tratamento desinfetante. A topografia da superfície foi também estudada com espetroscopia laser para verificar as alterações da superfície devido a manchas e corrosão. Os resultados não revelaram alterações significativas na rigidez fundamental ou na resistência inerente dos fios após vários ciclos de desinfeção. Os fios não mostraram mais corrosão ou pitting na superfície. STAGGERS e MARGESON estudaram os efeitos de vários tipos de esterilização na resistência à tração de fios ortodônticos. Os métodos de esterilização investigados foram: calor seco usando o esterilizador de calor seco Dentronix DDS 5000 (375^0 F por 20 min), autoclavagem (250^0 F por 20 min) e gás óxido de etileno (4 horas). O fio de Niti testado foi o Sentalloy (GAC International). A avaliação do fio Sentalloy e a esterilização por calor seco demonstraram um aumento significativo da resistência à tração quando comparados após 0, 1 e 5 ciclos; a esterilização por autoclave do fio Sentalloy também produziu um aumento significativo da resistência à tração do fio após 1 e 5 ciclos; a esterilização por óxido de etileno dos fios Sentalloy não demonstrou diferenças significativas na resistência à tração.

PROBLEMAS ENCONTRADOS NO FIO DE NÍQUEL-TITÂNIO/ DESVANTAGENS

-Caro, especialmente para os produtos mais recentes
-Segunda maior fricção arcada-braquete depois da TMA
-Difícil de colocar dobras permanentes e não é possível dobrar o fio sobre uma aresta afiada ou num laço completo

-Os fios não podem ser soldados e devem ser unidos por um processo de cravação mecânica.
-A mais baixa resistência à corrosão in vitro das ligas de arame
Não é auto-limitante - são necessárias visitas frequentes.
-Tendência do fio da arcada para deslizar de um lado para o outro, fazendo com que, por vezes, sobressaia para além do molar terminal.

VANTAGENS

-A menor força de entrega das ligas de fios ortodônticos.
-Excelente elasticidade na flexão, especialmente para ligas superelásticas e com memória de forma.
-As ligas superelásticas podem ser tratadas termicamente pelo médico para variar as caraterísticas de aplicação de força.

FIOS DE ARCO PATENTEADOS

A) A - EMPRESA

1. ALINHAR VERDADEIRO

Estes são os únicos fios pré-formados na verdadeira forma de arco. O Align foi concebido com uma elevada elasticidade para encaixar facilmente os brackets, mesmo em dentes severamente mal posicionados. Possui uma memória de forma excecional e superfícies suaves de baixa fricção. Também exerce forças baixas contínuas. O Os arames de arco estão disponíveis em 0,14" a 0,20" redondos e 0,016" x 0,016" a 0,021" x 0,025" tamanhos rectangulares, em arcos pequenos, médios e grandes.

2. ALINHAR OS ARCOS DE NÍQUEL TITÂNIO COM A CURVA INVERSA DA LANÇA

Estes fios são fabricados com o mesmo material altamente elástico que os fios de níquel-titânio de alinhamento normal. Fornecem a força necessária para abrir a mordida, fechar espaços e alinhar a curva da lança. Estes fios estão disponíveis em fios redondos de 0,016" e 0,018" e em fios rectangulares de 0,016" x 0,022" a 0,021" x 0,025".

B) ORTODONTIA AMERICANA

1. FIO COM MEMÓRIA DE TITÂNIO

Trata-se de um fio de níquel-titânio super elástico disponível em diversas variedades.
-Os arcos de memória standard apresentam uma forma de arco natural e dois níveis de força.
Force 1 (super elástico) de 0,016" a 0,020" redondo.
Força 2 (força elevada) de 0,014" a 0,018" redondo.
-Os arcos de memória revestidos a ouro, disponíveis apenas em 0,016" redondos, são revestidos a ouro de 24 quilates e são especialmente cosméticos com brackets de cerâmica ou plástico.
-Os arcos de memória de linha central permanente têm uma curva em empena na linha média que actua como ponto de referência permanente e um batente para evitar que o fio deslize através de qualquer um dos suportes centrais durante o desembaraço. Estão disponíveis em tamanhos redondos de 0,016" e 0,018".

-Curva inversa dos arcos de memória spee com nivelamento incorporado e força contínua leve para uma menor curvatura do fio e melhor controlo.

C) DENTAURUM INTERNATIONAL

1. REMITAN "LITE"

Trata-se de um fio de níquel-titânio superelástico com elevada elasticidade e força quase contínua numa vasta gama de deflexões. A superfície lisa elimina praticamente a fricção e as linhas médias estão marcadas para facilitar a colocação. O fio fornece uma força suave, o que o torna particularmente adequado para a fase de nivelamento, pode reduzir o tempo de tratamento e melhorar o conforto do paciente. Está disponível numa forma de arco ideal compatível com aparelhos pré-ajustados.

D) GAC INTERNACIONAL

1. NEO SENTALLOY

Este fio proporciona a capacidade de controlo tridimensional com um fio de arco de tamanho normal e de fio único desde o início do tratamento. Oferece uma excelente memória de forma e elasticidade. As suas forças contínuas de luz activadas pelo calor foram concebidas para produzir o movimento biológico ideal dos dentes.

3. SUPER TRANÇA

É um fio de níquel-titânio super elástico entrançado de oito fios, concebido para o nivelamento inicial tridimensional de dentes severamente mal posicionados. Apresenta baixa rigidez, resultados previsíveis, tempo de cadeira reduzido e conforto do paciente.

E) MASAL ORTHODONTICS INTERNATIONAL

1. LIGA DE MASAL FLEXÍVEL (BMA)

Os arcos BMA combinam a força suave e contínua do titânio com a capacidade de trabalho do aço. Os ganchos elásticos, as dobras em gota e em baioneta podem ser dobrados nos fios, eliminando a necessidade de auxiliares. Os arcos BMA estão disponíveis em tamanhos redondos de 0,016" e 0,018" e rectangulares de 0,016" x 0,016" a 0,019" x 0,025".

2. ARCOS DE NÍQUEL-TITÂNIO ELASTINOL

Estes fios mantêm a sua forma mesmo quando drasticamente deformados. Apresentam resultados mais rápidos, tempo de cadeira reduzido, baixa fricção do bracket e custo relativamente baixo. Estão disponíveis em tamanhos redondos de 0,012" a 0,020" e rectangulares de 0,016" x 0,016" a 0,021" x 0,025".

3. ELASTINOL SEM DERIVADOS

O elastinol sem desvio apresenta um batente permanente de 1 mm na linha média que reduz o desvio do fio do arco e actua como um ponto de referência. Está disponível em tamanhos de 0,016", 0,018" e 0,20" redondos.

4. ELASTINOL ORTOCOSMÉTICO

Estas arcadas têm um revestimento estético que combina bem com os brackets de cerâmica ou plástico e resiste a manchas, descoloração, fissuras e lascas.

5. NITINOL

Estes fios de arco são ligeiramente mais rígidos do que o Elastinol, o que os torna úteis nas fases iniciais de nivelamento. A forma natural foi concebida para reduzir a necessidade de contorno.

6. RETROARQUIVO

Os fios de titânio de níquel super elástico de curva inversa do arco retro têm uma forma de cadeira de baloiço que pode abrir ou fechar a mordida rapidamente, consolidar o arco e eliminar o excesso de curva de spee. As curvas na ponta dos dedos ajudam a eliminar as rotações mesiolingual e a forma extra larga minimiza o desvio lingual dos dentes anteriores. Os fios de arco estão disponíveis nos tamanhos de 0,014" a 0,018" redondos e 0,016" x 0,016" a 0,021" x 0,025" rectangulares.

F) CORPORAÇÃO OREC

1. FIOS DE NÍQUEL TITÂNIO

O fio de níquel-titânio da Orec combina super elasticidade com memória de forma para proporcionar uma distribuição óptima da força para nivelamento, alinhamento e controlo da rotação. Aumenta o conforto do paciente e a eficácia do tratamento, ao mesmo tempo que reduz a fricção dos brackets. Os arcos superiores e inferiores pré-formados estão disponíveis em tamanhos de 0,014" a 0,020" redondos e 0,016" x 0,022" a 0,019" x 0,025" rectangulares.

2. ARCOS RÁPIDOS

Os fios speed arch de níquel titânio e aço inoxidável têm uma forma de arco que reflecte os efeitos in-out do aparelho speed. Os fios foram concebidos para facilitar a inserção no bracket e o fecho dos clipes de mola do speed bracket. As linhas médias estão claramente marcadas e o bordo arredondado está sempre direcionado para a vestibular. Os fios Speed estão disponíveis em arcos superiores e inferiores de 0,017" x 0,022" a 0,020" x 0,025".

G) ORMCO CORPORATION

1. NITI WIRE
O fio Niti tem uma amplitude elástica tão grande que é praticamente impossível colocar um conjunto permanente no fio.

2. CURVA INVERSA NITI

O Niti de curva inversa tem uma forma que contraria a componente extrusiva das forças de fecho do espaço enquanto continua o processo de abertura da mordida. Permite a retração sem inclinação dos dentes adjacentes para os locais de extração ou perda de torque incisivo. O toein posterior contraria a rotação mesiolingual indesejável dos molares. A largura extra da arcada evita o colapso lingual nos locais de extração.

3. NOVOS CABOS DO TURBO

Este é um fio de níquel-titânio entrançado que permite o controlo do torque desde o primeiro fio no tratamento. O processo de entrançamento aumenta as propriedades super elásticas do Niti, de modo a que um fio de tamanho normal possa ser utilizado numa má oclusão muito severa sem desconforto para o paciente. A baixa rigidez deste fio torna-o eficaz tanto com brackets cerâmicos como metálicos.

H) ORTHO ORGANIZERS INTERNATIONAL

1. ARCOS DE NITÂNIO

Os arcos de nitânio são fios de níquel-titânio disponíveis em tamanhos de 0,014" a 0,020" redondos e 0,016" x 0,022" a 0,019" x 0,025" rectangulares.

I) ORTODONTIA ROCKY MOUNTAIN

1. ORTONOL

O fio Orthonol Níquel Titânio apresenta uma grande amplitude de trabalho para menos mudanças de fio e ajustes, resistência à deformação, excelente memória de forma e forças contínuas leves para o conforto do paciente. O seu acabamento ultra suave reduz a fricção do bracket. Orthonol está disponível em 11 tamanhos redondos e rectangulares de arcos pré-formados e em 5 tamanhos rectangulares de comprimentos rectos.

J) TP ORTODONTIA

1. REFLEX

O fio de níquel titânio super elástico Reflex está disponível em duas formas de arco.
-Arco de memória curvo (Curva inversa da lança)
-Arco reto (Natural)
O Reflex está disponível em tamanhos de 0,014" a 0,020" redondo e 0,016" x 0,016" a 0,021" x0,025" retangular.

K) UNITEK CORPORATION

1. FLEXILOY

O Flexiloy é feito de uma liga de níquel à base de cobalto. Na sua têmpera inicial endurecida por trabalho, é especialmente útil para fazer curvas e laços complexos. O tratamento térmico duplica aproximadamente a sua têmpera de mola. Flexiloy está disponível em duas têmperas iniciais, Azul e Amarela.

2. NITINOL ACTIVO

Devido à sua formação única, fornece as forças leves e contínuas necessárias para um movimento dentário eficiente ao longo do tratamento, mas com uma rigidez ligeiramente superior à da maioria dos fios super elásticos. O controlo adicional permite-lhe manter as curvas durante mais tempo do que outros fios de níquel titânio.

ARCOS DE TITÂNIO BETA [2,19,47,50]

O titânio beta é a mais nova liga a ser introduzida na profissão ortodôntica. O titânio tem sido utilizado como metal estrutural desde 1952, e a sua possível utilização em ortodontia tem sido sugerida periodicamente. Para competir com o aço inoxidável, um fio deve possuir, pelo menos, uma formabilidade e um retorno elástico comparáveis, que é proporcional à relação entre a tensão de cedência e o módulo de elasticidade (Ys/E). A temperaturas inferiores a 1.625^0 F, este metal tem uma forma cristalina hexagonal fechada (HCP) e um aparelho construído em titânio puro teria apenas 1/3 da deflexão elástica máxima de um aparelho comparável em aço inoxidável. A segunda fase da cronologia do titânio assistiu ao desenvolvimento de ligas de titânio, mas ainda baseadas na estrutura HCP. Nos anos 60, tornou-se disponível uma forma de liga de titânio de "alta temperatura" completamente diferente. A temperaturas superiores a 1625^0 F, o titânio puro reorganiza-se numa estrutura cúbica centrada no corpo (BCC), designada por "fase Beta". Com a adição de elementos como o molibdénio ou o colúmbio, uma liga à base de titânio pode manter a sua estrutura beta mesmo quando arrefecida à temperatura ambiente. Tais ligas são referidas como titânio estabilizado beta. A liga e a estrutura cúbica centrada no corpo importam um conjunto único de propriedades.

COMPOSIÇÃO

Titânio77.8%
Molibdénio 11,3%
Zircónio6,6%
Estanho4,3%

A liga é comercializada sob a forma de fios rectos ou de arcos pré-formados sob a designação comercial "TMA" ou liga de titânio-molibdénio.

PROPRIEDADES MECÂNICAS

As propriedades mecânicas de muitas ligas de titânio podem ser alteradas por tratamentos térmicos que utilizam a transformação da estrutura a para a estrutura de rede. No entanto, o tratamento térmico do atual fio ortodôntico de titânio não é recomendado. O fio ortodôntico de beta-titânio forjado tem um módulo de elasticidade de 71,7 Gpa e um limite de elasticidade entre 860 e 1170 Mpa. Estas propriedades produzem várias caraterísticas clinicamente desejáveis. O baixo módulo de elasticidade produz grandes deflexões para forças baixas. A elevada relação entre o limite de elasticidade e o módulo de elasticidade produz aparelhos ortodônticos que podem suportar grandes activações elásticas quando comparados com aparelhos de aço inoxidável da mesma geometria. O beta-titânio pode ser altamente trabalhado a frio. O fio forjado pode ser dobrado em várias configurações ortodônticas e tem uma formabilidade comparável à do aço inoxidável austenítico.

O módulo de elasticidade do beta-titânio é aproximadamente o dobro do do nitinol e menos de metade do do aço inoxidável. A sua rigidez torna-o ideal para aplicações em que é necessária menos força do que o aço, mas em que os materiais de módulo inferior seriam inadequados para desenvolver as magnitudes de força necessárias.

Foi demonstrado que a formabilidade do fio ortodôntico de titânio Beta, medida pelo teste de dobragem a frio da ADA, é semelhante à do aço inoxidável. No entanto, a liga de titânio não pode ser dobrada num raio tão acentuado como o aço inoxidável, pelo que é necessário algum cuidado na seleção do alicate e no procedimento de dobragem. O fio de titânio Beta pode ser unido apenas por soldadura e tem boa resistência à corrosão.

SOLDAGEM

Clinicamente, podem ser feitas juntas satisfatórias por soldadura por resistência eléctrica de Beta titânio. As juntas de titânio Beta com resistência e ductilidade adequadas podem ser produzidas com os soldadores comerciais padrão disponíveis para o ortodontista. Essas juntas não precisam ser reforçadas com solda. Uma soldadura feita com calor insuficiente falha na interface entre os fios, enquanto que o sobreaquecimento pode causar uma falha adjacente à junta de soldadura. Clinicamente, uma série de variáveis pode causar juntas de força inconsistente com um determinado soldador. Entre estes factores, destacam-se o estado dos eléctrodos, a limpeza das superfícies dos fios e o posicionamento adequado dos fios entre os eléctrodos.

A configuração eletrónica plano a plano produz geralmente juntas com uma distorção consideravelmente menor do que a encontrada com a disposição ponto a ponto. Esta disposição dos eléctrodos estabiliza ainda mais os fios, como sugerido por Burstone, e podem ser utilizadas definições mais elevadas com soldadores para obter juntas fortes com menos queima de metais.

APLICAÇÃO CLÍNICA

Devido às suas propriedades únicas e equilibradas, o fio de titânio beta pode ser utilizado numa série de aplicações clínicas. As arcadas de titânio têm uma superioridade significativa em relação ao aço inoxidável. Podem ser desviados aproximadamente duas vezes mais sem deformação permanente, o que permite uma maior amplitude de ação para o alinhamento inicial dos dentes ou para o acabamento das arcadas. As forças que são produzidas são aproximadamente 0,4 das do aço, produzindo uma aplicação de forças mais suave com um fio de ponta; por exemplo, um fio de 0,018" x 0,025" em beta-titânio aplica aproximadamente a mesma força que um fio de aço de 0,014" x 0,020" quando ativado numa direção de segunda ordem. Além disso, teria a vantagem de engatar totalmente no suporte e de controlar a terceira ordem ou o binário se fosse utilizado num suporte com ranhura de 0,018". O Beta titânio é dúctil, o que permite a colocação de laços de ligação ou curvas complicadas. As propriedades de retorno da mola não se perdem durante a operação de dobragem e podem ser colocadas configurações complicadas, se necessário.

A elevada ductilidade e formabilidade do titânio permitiram a colocação de uma alça vertical de ligação mesial ao primeiro molar, bem como o acabamento das curvas com o arco. A elevada ductilidade do Beta-titânio permite a sua conformação em arcos ou segmentos com configurações complicadas de alças. Um arco contínuo com anéis em "T", verticais, helicoidais e em "L" pode ser formado em pequenos fios redondos. Em muitas aplicações, a colocação de anéis pode fornecer melhor o sistema de força desejado sem efeitos secundários, do que os fios contínuos rectos. Uma das vantagens do beta-titânio, tal como utilizado na configuração de anéis, reside na incorporação de anéis em secções transversais maiores de fio de ponta, o que permite que o anel seja orientado positivamente dentro dos brackets.

As molas especializadas ou os auxiliares fabricados em beta-titânio permitem simplificar o design para obter uma aplicação de força idêntica. A baixa taxa de deflexão da carga produzida pelo baixo módulo de elasticidade e o elevado retorno da mola permitem que uma ativação de 12 mm produza 60 gm de força na linha média sem a colocação de hélices posteriormente, simplificando assim o desenho.

A elevada formabilidade do titânio permite o fabrico de anéis de fecho com ou sem hélices. A baixa rigidez do material e o seu elevado retorno elástico melhoram um laço de qualquer conceção ou permitem a manutenção de um determinado sistema de força com concepções mais simples, como a eliminação de hélices ou laços.

IMPLANTAÇÃO DE IÕES

Um baixo coeficiente de atrito é normalmente desejável num fio ortodôntico. No entanto, estudos demonstraram que o TMA tem um coeficiente de atrito mais elevado do que o aço inoxidável. O atrito é provavelmente devido à sua relativa suavidade em comparação com o suporte de aço inoxidável mais duro.

O tratamento de superfície pode aumentar a dureza e reduzir o coeficiente de atrito do fio TMA, mantendo as suas propriedades mecânicas desejáveis. A implantação de iões é um processo pelo qual vários elementos ou compostos são ionizados e depois acelerados em direção a um alvo, o fio ortodôntico. A implantação iónica tem lugar numa câmara de vácuo, onde um fluxo de vapor de iões é gerado com um evaporador de feixe de electrões e depositado no substrato. Os iões de gás (azoto e oxigénio) são simultaneamente extraídos de um plasma e acelerados na película de deposição física de vapor em crescimento a energias de várias centenas a milhares de electrões-volt. Os iões penetram na superfície do fio por impacto, formando uma estrutura que consiste simultaneamente no fio original e numa camada de compostos de estanho na superfície e na subsuperfície imediata. Esta camada é extremamente dura e cria uma quantidade considerável de forças de compressão no material a nível atómico. As forças de compressão e o aumento da dureza da superfície melhoram a resistência à fadiga e a ductilidade e reduzem o coeficiente de atrito do fio. As forças de compressão superficiais também minimizam quaisquer efeitos de defeitos superficiais.

A implantação não produz uma interface nítida entre o revestimento e o fio, o que pode levar a falhas na ligação, e não altera as dimensões do fio. A implantação pode ser efectuada a temperaturas relativamente baixas, desde abaixo de zero até 700^0 C, o que permite melhorar as caraterísticas da superfície sem degradação de outras propriedades mecânicas. A espessura da superfície implantada pode ser controlada com precisão. Foram produzidas duas variedades de TMA - fios de baixo atrito e fios coloridos - variando o tipo e a espessura dos iões. Os estudos demonstraram que o tratamento de superfície por implantação iónica pode manter todas as propriedades desejáveis do TMA e pode melhorar a sua ductilidade e a sua resistência à fratura e à fadiga. Ao mesmo tempo, reduz o elevado coeficiente de atrito para um nível idêntico ao do aço inoxidável.

METAL DE GOMAS [5,32]

Uma liga de -titânio conhecida como Gum Metal foi desenvolvida em 2003 na Secção de Investigação Metalúrgica da Toyota Central R & D Labs, Inc., Japão. Esta liga de titânio multifuncional tem uma estrutura cristalina do tipo cúbico centrado no corpo (BCC). O Gum Metal é uma liga de titânio (Ti), nióbio (Nb), tântalo (Ta) e zircónio (Zr), todos eles pertencentes aos grupos IVa e Va da tabela periódica dos elementos. A composição química do Gum Metal (Ti-36Nb-2Ta-3Zr- 0.3O; wt.%) foi escolhida com base na teoria da densidade funcional. A adição de oxigénio e o bom desempenho do trabalho a frio produzem uma microestrutura tipo mármore que dá ao Gum Metal uma estrutura deformada por plástico sem um movimento de deslocação do cristal. O oxigénio no Gum Metal é o elemento de liga mais importante em termos de obtenção das suas excelentes propriedades mecânicas e comportamento de deformação único.

Quatro empresas colaboraram no desenvolvimento da Goma Metálica para terapia ortodôntica: a Secção de Investigação Metalúrgica da Toyota Central R & D Labs, Inc.; Toyotsu Material Inc.; Maruem Works Co., Ltd.; e Rocky Mountain Morita Corporation. O Gum Metal oferece agora aos ortodontistas uma ajuda prática, económica e eficaz para a terapia ortodôntica. O módulo de Young super baixo do Gum Metal permite um verdadeiro controlo tridimensional dos dentes e o fabrico de aparelhos ortodônticos que proporcionam uma distribuição de força quase ideal para um movimento estável e suave dos dentes.

PROPRIEDADES

1. Um módulo de Young de aproximadamente 40 GPa (ou seja, módulo elástico super-baixo) e uma resistência à tração de aproximadamente 1000 MPa (ou seja, resistência super-alta). Em comparação com o NiTi, o Gum Metal é mais flexível e o seu módulo de Young é de aproximadamente 85 GPa.

2. A Gum Metal é super-elástica e tem uma ductilidade cerca de 10 vezes (2,5%) superior à dos metais convencionais.

3. Ao contrário do NiTi, a deformação superelástica no Gum Metal é uma verdadeira deformação elástica sem histerese (ou seja, sem perda de energia entre a carga e a descarga na relação tensão-deformação). As suas propriedades elásticas não lineares não estão sujeitas à lei de Hook.

4. O endurecimento por trabalho não ocorre durante o processo de conformação. As suas propriedades super-elásticas permitem a deformação a frio até 99,9% ou mais sem compensação (deformação super-plástica). O Gum Metal não se deforma através de um mecanismo de deformação plástica sem deslocações. Os mecanismos propostos para o comportamento anómalo de deformação na Goma Metálica multifuncional incluem nanodistúrbios reversíveis, geminação por deformação, transformação martensítica induzida por tensão reversível e transformação martensítica espacialmente confinada de uma estrutura cristalina BCC para fases a" (ortorrômbica) e ô.

5. Todos os elementos atómicos constituintes da liga são biocompatíveis e não tóxicos.

6. Em comparação com outros fios de titânio, um fio Gum Metal gera aproximadamente metade da fricção entre o fio e o bracket com uma superfície adequadamente tratada.
As caraterísticas da Gum Metal que a tornam adequada para aplicações ortodônticas podem ser resumidas da seguinte forma:

1. Elevada flexibilidade e super-elasticidade.

2. Mais fácil de dobrar e mais fácil de manusear em comparação com outros fios de liga de titânio, como os fios de CoCr (Elgiloy).

3. Elevado retorno elástico mas sem histerese. Permite um controlo fácil da força ortodôntica.

4. Sem níquel e metais pesados (não tóxico).

5. Não suscetível de endurecimento por trabalho. As roturas intra-orais são raras.

6. Baixo coeficiente de atrito. Adequado para a mecânica de deslizamento do movimento dentário ortodôntico.

APLICAÇÕES CLÍNICAS DO FIO METÁLICO DE GOMA

As caraterísticas únicas do fio Gum Metal tornam-no quase ideal para aplicações ortodônticas.
• As propriedades super elasto-plásticas dos fios Gum Metal permitem um nivelamento e alinhamento inicial substancialmente mais rápido e fácil. Devido ao seu módulo elástico e deformabilidade ultra-baixos, os fios rectangulares de Gum Metal também são aplicáveis quando é necessário um controlo tridimensional (torque) do movimento dentário nas fases iniciais dos procedimentos ortodônticos.
• A sua super-elasticidade e comportamento de deformação elástica não linear maximizam a

gama de ativação dos fios sem força excessiva.

• A utilização do fio Gum Metal reduz a dor e o desconforto do tratamento ortodôntico, reduzindo o número de mudanças de fio necessárias e a duração do tratamento.

• O fio Gum Metal tem fortes aplicações potenciais para melhorar e aumentar a eficácia do tratamento ortodôntico.

FIO DE NITI CHINÊS [16,47]

Uma nova liga de níquel-titânio foi desenvolvida especialmente para aplicações ortodônticas pelo Dr. TIEN HUA CHENG e associados no Instituto Geral de Investigação de metais não ferrosos em Pequim, China. Esta liga tem caraterísticas únicas e oferece um potencial significativo na conceção de aparelhos ortodônticos. O seu historial de pouco endurecimento por trabalho e uma fase-mãe, que é a austenite, produzem propriedades mecânicas que diferem significativamente do fio de nitinol. Além disso, o fio de niti chinês tem uma temperatura de transição muito mais baixa do que o fio de nitinol. Este fio é também designado por 27^0 C super elastic copper Niti. Contém adições de liga de, nominalmente, 5 a 6 % de cobre e 0,2 a 0,5 % de crómio. De acordo com o seu fabricante, este produto é um fio ativo austenítico cuja adição de cobre aumenta a sua resistência. Infelizmente, isto ocorre à custa do aumento da sua temperatura de transformação de fase acima da temperatura da cavidade oral. Para compensar este efeito indesejável, é adicionado 0,5 % de crómio para que a temperatura de transformação volte a ser de 27^0 C. Existem ainda duas outras ligas desta família de ligas de Níquel - Titânio - Cobre - Crómio. Uma que tem uma temperatura de transformação de 35^0 C e outra que contém .2 % de crómio e se transforma a 40^0 C. Como a temperatura de transformação destes dois últimos fios é mais elevada do que a do primeiro fio mencionado anteriormente, eles serão cada vez mais influenciados pela temperatura, uma vez que representam o Nitinol termoelástico descrito anteriormente.

PROPRIEDADES MECÂNICAS

1)O fio tem um retorno elástico que é 4,4 vezes superior ao do fio de aço inoxidável comparável e 1,6 vezes superior ao do fio de nitinol, se o retorno elástico for medido no rendimento com base num teste de cantilever de 5 mm de extensão.

2)A 80% de ativação, a rigidez média do fio de Niti chinês é 73% da do fio de aço inoxidável e 36% da do fio de nitinol.

3)Ao contrário dos fios de outras ligas ortodônticas, a rigidez caraterística é determinada pela quantidade de ativação. A taxa de deformação da carga em pequenas activações é consideravelmente mais elevada do que em grandes activações.

A rigidez é aproximadamente a mesma entre a temperatura ambiente a 22^0 C e a temperatura da boca a 37^0 C.

4)A deformação do fio de Niti chinês não é particularmente dependente do tempo e, ao contrário do fio de Nitinol, não continuará a deformar-se significativamente na boca entre ajustes.

5) O fio chinês Niti é muito adequado se for necessária uma baixa rigidez e se forem necessárias grandes deflexões. A sua maior rigidez em pequenas activações torna-o mais eficaz do que os fios de ligas tradicionais, cujos níveis de força podem ser demasiado baixos (uma vez que os dentes se aproximam da forma passiva do fio).

SIGNIFICADO CLÍNICO

Devido à sua elevada amplitude de ação ou retorno elástico, o fio niti chinês é aplicável em situações em que são necessárias grandes deflexões. As aplicações incluem procedimentos com fio reto quando os dentes estão muito desalinhados e em aparelhos concebidos para fornecer forças constantes durante as principais fases dos movimentos dentários. A quantidade de deformação sem um ajuste permanente notável é notável - 4,4 vezes a do fio de aço inoxidável e 1,6 vezes a do fio de nitinol. A obtenção de forças relativamente constantes tem sido obtida tradicionalmente pela redução da taxa de deflexão da carga do aparelho ortodôntico. Isto tem sido conseguido através da configuração do desenho; por exemplo, colocando hélices ou fio adicional no aparelho.

FIOS DE ARCO JAPONESES EM LIGA DE NITI [17,47]

Em 1978, a Furukawa Electric Company Limited, do Japão, produziu um novo tipo de liga NiTi japonesa com excelente retorno elástico, memória de forma e super elasticidade.

PROPRIEDADES MECÂNICAS

O fio de liga de niti japonês tem valores mais elevados de módulo de elasticidade do que o fio de nitinol. Quando o estiramento excede 2%, o valor da tensão não se altera sensivelmente. Quando a deformação foi induzida a 8%, produziu tensões de 55 a 58 kg/mm^2 . Quando a amostra de fio foi esticada mais de 8%, a tensão aumentou ainda mais. Esta propriedade é designada por super elasticidade. Quando a tensão foi reduzida, os fios de aço inoxidável, Co-Cr-Ni e nitinol apresentaram curvas de tensão-deformação quase rectas. Em comparação, quando a tensão foi reduzida, o fio da liga japonesa Niti não se alterou proporcionalmente à diminuição da tensão de 8% para 2%. O tratamento térmico da liga de niti japonesa provoca uma alteração drástica das suas propriedades mecânicas. Para obter uma utilização óptima da propriedade superelástica em ortodontia clínica, foi estudada a influência de várias séries de tratamento térmico. Quando a aplicação de calor foi aumentada para 500^0 C, o nível de força que indica a propriedade superelástica pode ser reduzido. Assim, a partir de fios de mesmo diâmetro, podem ser confeccionados arcos com diferentes magnitudes de força. Além disso, no fio de arco pré-formado, podem ser produzidas diferentes magnitudes de força, controlando a temperatura e o tempo na secção desejada do fio de arco.

O niti japonês possui três boas propriedades mecânicas;
- excelente regresso da primavera
- memória de forma
- super elasticidade

APLICAÇÃO CLÍNICA

Uma vez que os testes metalúrgicos determinaram que o fio da liga japonesa niti é
potencialmente útil e eficaz na ortodontia clínica, foram fabricados arcos de fixação para
aumentar a eficiência da técnica de braquetes múltiplos. Ao avaliar a experiência clínica com
o fio de liga de niti japonês, existem muitas possibilidades com a utilização da sua
propriedade super elástica.

FIOS DE ARCO EM LIGA DE TITÂNIO ALFA[2,47]

É a liga mais recente da família das ligas de titânio. A sua composição é:

Titânio	90%
Alumínio	6%
Vanádio	4%

A liga é diferente pelo facto de a sua estrutura molecular se assemelhar a uma estrutura
hexagonal bem compactada, ao contrário da estrutura BCC do TMA. Devido à sua estrutura
hexagonal, possui menos planos de deslizamento, o que o torna menos dúctil do que o Beta-
Titânio. O alfa-titânio endurece ao absorver iões de hidrogénio livres intra-orais que o
transformam em hidreto de titânio, a uma temperatura oral de 370 C e 100% de humidade. O
fio torna-se bastante frágil para dobrar após um período de 6 semanas na boca. Este fenómeno
deve-se ao teor de vanádio. A liga é estritamente uma liga de titânio de fase alfa e não um
titânio alfa puro, porque há uma certa quantidade de fase beta retida neles à temperatura
ambiente. O fio está disponível como uma combinação, a secção anterior é retangular de
0,018x0,025" para controlo do binário e travagem, enquanto a secção posterior é oval,
afunilando de 0,018" para 0,017", pelo que pode ser utilizado como um fio de fecho

FIOS DE ARCO DE LIGA DE COBRE E NITI [2,47,51]

O Copper Niti foi introduzido por Rohit Sachdeva e Suchio Mriyasaki em 1994 e é uma nova
liga quaternária (níquel, titânio, cobre e crómio) com diferentes vantagens em relação às ligas
de níquel-titânio anteriormente disponíveis.

-O cobre niti é mais resistente à deformação permanente em comparação com outras ligas de
níquel-titânio. Apresenta melhores caraterísticas de retorno elástico.

Apresenta uma menor queda na força de tração dentária do que outras ligas de níquel-titânio.
Gera uma força mais constante durante longos períodos de ativação do que outras ligas de
níquel-titânio e fá-lo de forma consistente.

A adição de cobre, combinada com processos de fabrico e térmicos mais sofisticados, torna
possível o fabrico de quatro fios de niti de cobre diferentes com temperaturas de
transformação precisas e consistentes de 15^0 C, 27^0 C, 35^0 C e 40^0 C. Isto permite ao clínico

selecionar os fios de arco numa base específica para cada caso.

COMPOSIÇÃO

Titânio43%

Níquel 49,86%

Crómio.5%

Cobre 5,64%

O Copper Niti fornece forças mais constantes, especialmente para pequenas activações, em comparação com os fios super elásticos. Torna possível a inserção de fios de maior tamanho e um melhor encaixe da ranhura do bracket no início do tratamento sem causar dor e desconforto. A superfície do cu-niti é bastante porosa e rugosa. Assemelha-se à superfície do fio TMA não tratado. Dependendo das temperaturas de transformação / temperatura de acabamento austenítico, o Cu-Niti pode ser classificado em

Acabamento austenítico tipo I15 C^0

Tipo II	,,	270C
Tipo III	,,	350C
Tipo IV	,,	400C

TEMPERATURA DE TRANSFORMAÇÃO VARIÁVEL

A estabilidade da martensite e da fase austenítica a uma determinada temperatura baseia-se na temperatura de transformação da liga. Um dos marcadores mais importantes é a temperatura de acabamento austenítico do material (Af). É a diferença entre a temperatura Af e a temperatura da boca que determina a força gerada pelas ligas de níquel-titânio. A temperatura Af pode ser controlada numa gama mais ampla, afectando a composição, o tratamento termomecânico e o processo de fabrico da liga. Esta liga tem a vantagem de gerar forças mais constantes do que qualquer outra liga de níquel-titânio superelástica. É mais resistente à deformação em resultado de insultos termomecânicos na boca. O tipo I não é utilizado para aplicações clínicas devido ao elevado nível de força. O tipo II produz a força ideal e está indicado em pacientes normais. O tipo III é indicado em pacientes com um limiar de dor baixo a normal e também em pacientes periodontalmente comprometidos. O tipo IV produz o nível mais baixo de força e é indicado em pacientes com elevada sensibilidade à dor e em pacientes periodontalmente comprometidos. Um truque rápido e simples consiste em aplicar gelo na secção do fio do arco e pode ser colocado facilmente no bracket.

O Cu-Niti é fornecido em vários tamanhos.

270C□0.014",0.016",0.018",0.016",0.022",0.017"x0.025",0.017"x0.025".
35⁰ C □ 0,016", 0,018", 0,016" x 0,022", 0,017" x 0,022", 0,017" x 0,025".
40⁰ C □ 0,016" x 0,022", 0,017" x 0,025", 0,019" x 0,025".

FIOS COMBINADOS[6,52]

A parte anterior do fio combinado é feita de titanal e a parte posterior é de aço inoxidável. O titanal é uma liga de níquel e titânio fabricada pela Lancer Pacific.
É constituída por 3 tipos.

1. Dual Flex-l,

2. Dual Flex-2,

3. Dual Flex-3.

O Dual Flex-1:

É constituído por uma secção anterior feita de titânio redondo de 0,016 polegadas e uma secção posterior feita de aço redondo de 0,016 polegadas. Na junção dos dois segmentos, estão presentes ganchos de bola fundidos mesialmente às cúspides. A parte anterior flexível alinha facilmente os dentes anteriores e a parte posterior rígida mantém a ancoragem e o controlo dos molares através da curva em "V", mesial aos molares. É utilizado no início do tratamento. São muito úteis com o aparelho lingual, onde o espaço interbraquetes anterior é menor.

O Dual Flex-2:

É constituído por um segmento anterior flexível composto por um titânio retangular de 0,016 x 0,022" e um segmento posterior rígido de aço redondo de 0,018". O segmento anterior retangular de titânio, quando encaixado nas ranhuras do bracket, impede o movimento dos dentes anteriores, enquanto fecha os restantes locais de extração através do movimento mesial dos dentes posteriores.

O Dual Flex-3:

Consiste numa parte anterior flexível de um fio retangular de titânio de 0,017 x 0,025 polegadas e uma parte posterior de um fio de aço quadrado de 0,018. Os fios Dual Flex-2 e 3 proporcionam uma ancoragem anterior e controlam a rotação dos molares durante o encerramento dos espaços posteriores. Também iniciam um torque anterior considerável.

ARCOS DE SEGURANÇA DEAD SOFT [7,53]

Foi introduzido por Binder e Scott. Num caso sem extração, é normalmente colocado um arco para iniciar o movimento dentário imediatamente após a colagem. As ligaduras de aço inoxidável ou de elastómero evitam que quaisquer acessórios descolados ou bandas soltas sejam engolidos ou aspirados. No entanto, num caso de extração, a colocação de arcos de aço inoxidável ou níquel-titânio pode criar um movimento dentário indesejável antes da realização das extracções. Este problema pode ser evitado colocando arcos seccionais feitos de fio de latão macio ou torcido, fios duplos de fios de ligadura de aço inoxidável macios. Estes arcos são dobrados para ficarem passivamente em todos os acessórios e tubos anteriores e posteriores aos locais de extração. Os mesmos tipos de fios seccionais podem ser usados como arcos finais em uma ou ambas as arcadas, em conjunto com elásticos "snake", para melhorar a intercuspidação antes da remoção do aparelho.

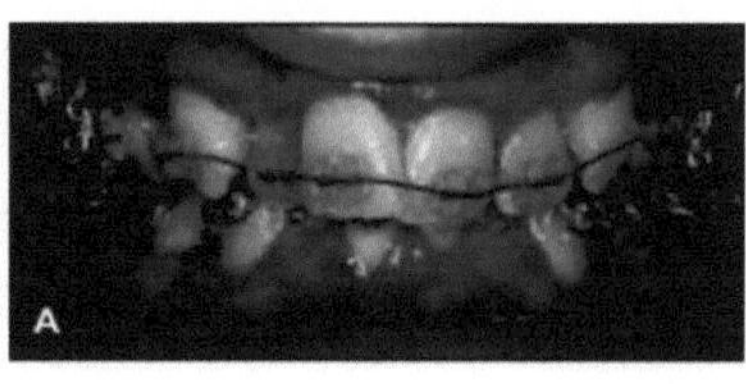

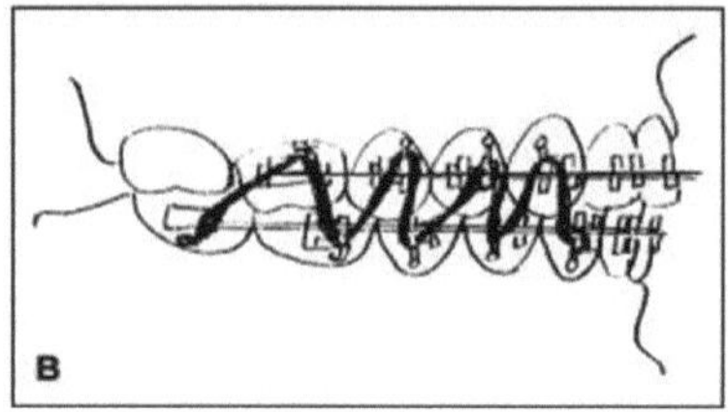

FIOS DE ARCO ESTÉTICOS[1,2,4,29,47,52]

Com o aumento constante do número de adultos submetidos a tratamento ortodôntico, tem havido um aumento correspondente na procura de aparelhos ortodônticos mais estéticos. A elevada procura estética por parte dos pacientes, juntamente com a introdução de brackets em compósito e cerâmica, deu início à investigação de fios estéticos para acompanhar estes brackets.

Os fios de arco estéticos são de três tipos principais, nomeadamente,

1. Plásticos compósitos,

2. Fios de arco Optiflex, e

3. Arcos revestidos.

Plásticos compósitos

Uma abordagem promissora para a obtenção de um fio estético com excelentes propriedades globais envolve a utilização de COMPOSTOS.

Compósito: O termo "Material compósito" pode ser definido como um composto de dois ou mais materiais distintamente diferentes com propriedades superiores ou intermédias às dos constituintes individuais.

Os compósitos desempenharão um papel cada vez mais importante no tratamento ortodôntico, uma vez que duas ou mais classes de materiais de engenharia são combinadas ao mesmo tempo. Por exemplo, polímeros e metais, metais e cerâmicas ou cerâmicas e polímeros podem ser combinados de tal forma que as vantagens de cada classe de um material podem ser realizadas e as desvantagens minimizadas, produzindo assim um produto final único que é superior a qualquer um dos seus componentes principais isoladamente.

Estrutura dos compósitos reforçados com fibras (FRC):

Em Ortodontia, os protótipos compostos de fios, ligaduras e braquetes foram feitos a partir de fibras de vidro S-2 (uma cerâmica) e resinas acrílicas (polímero). Comercialmente, o reforço de polímeros com fibras longas e contínuas foi estabelecido como um meio eficaz de desenvolver materiais de engenharia para uma vasta gama de utilizações aeroespaciais, automóveis, recreativas e outras.

Compósitos reforçados com fibras como fio para arcos:

Os compósitos reforçados com fibra (FRC) podem alterar o conceito, a mecânica e a aplicação de aparelhos fixos através da utilização de um complexo de matriz de fibra "pré-impregnada" ou parcialmente polimerizada que se polimeriza totalmente no ambiente clínico. O seu maior potencial clínico reside nas aplicações activas, em que são utilizados como adjuvantes do movimento dentário ativo. Têm o potencial de substituir os metais na ortodontia, uma vez que possuem boas caraterísticas de ligação não só ao dente, mas também ao próprio aparelho. Um FRC pode ser colado a outro e os attachments podem ser adicionados diretamente.

Estrutura: Estão disponíveis três configurações de FRC:

i. Tipo de corda - 2 mm de largura, tiras redondas
ii. Pode ser enrolada nos cantos de uma arcada e, portanto, é útil em retentores de cúspide a cúspide.
iii. As configurações paralelas unidireccionais têm as melhores propriedades mecânicas para a flexão. O FRC pode ser ligado por técnicas diretas e indirectas com boa resistência de ligação, uma vez que a matriz polimérica é a mesma que o adesivo de ligação.

A vantagem da técnica indireta é o menor tempo de polimerização necessário intra-oralmente. Se forem utilizados acessórios como brackets, tubos ou ganchos, estes podem ser diretamente colados no FRC.

Vantagens:

i. Estética, uma vez que a barra de ligação é transparente ou translúcida.
ii. Biocompatível e menos hipersensibilidade registada em comparação com o aço inoxidável e outros metais.

iii. Elevado módulo de elasticidade em flexão (70% superior ao compósito dentário altamente preenchido), seis vezes mais resistência ao escoamento e 2 vezes mais resiliência.

iv. Possibilidade de unir as peças com um adesivo para criar uma unidade estrutural de cordas.
v. Os attachments podem ser adicionados para o movimento dentário inter-maxilar sem bandas ou brackets, tornando simples o posicionamento dos ganchos com a direção ideal e o

ponto de aplicação de força respetivo ao centro de resistência maxilar e mandibular.

vi. Os elásticos verticais podem ser aplicados diretamente às barras FRC, quer em arcadas completas quer em segmentos para fechar uma mordida aberta.

vii. Movimentos intra-arcos, tais como o fecho de espaços, com tubos colados em barras FRC, que podem ser posicionados para aumentar a distância entre suportes.

viii. A correção de segundos molares mal erupcionados após a conclusão da terapia ortodôntica pode ser feita através da verticalização do dente, utilizando o FRC de arcada completa como unidade de ancoragem. A força ativa é aplicada através de um segmento de fio reto, de uma ansa em T ou de um fio com curvatura diferencial.

ix. Facilidade de modificação, uma vez que podem ser acrescentadas mais camadas se for necessária uma maior rigidez. As fixações podem ser reposicionadas, reparadas ou substituídas em qualquer altura.

x. As aplicações passivas, tais como o retentor ligado dente a dente, podem ser efectuadas com uma estética ideal em comparação com os retentores ligados com fio metálico.

Limitações:

i. As barras FRC são fortes e rígidas em tensão, mas menos em modo de flexão e são mais fracas em cisalhamento e torção.

ii. Ao contrário dos metais, não são materiais homogéneos, pelo que as cargas de corte têm de ser minimizadas.
iii. É necessária uma boa técnica de colagem.

Disponibilidade: O "Splint-it", um compósito reforçado com fibras longas disponível no mercado, utiliza fibras de vidro S fortes. A matriz é um bisGMA termoendurecido fotopolimerizável que, com as fibras corretamente orientadas, proporciona um excelente acoplamento

Fabrico de compósitos reforçados com fibras (FRC): Os FRC são produzidos em duas etapas. Na primeira etapa, "a quantidade, a distribuição e a humidificação das fibras pela resina são rigorosamente controladas" e, na segunda etapa, "o compósito é moldado na forma final desejada".

Dois processos importantes associados ao fabrico de FRCs, ou seja, a **pultrusão e a fase Beta**.

1. **Pultrusão:** É o processo de fabrico de componentes com comprimentos contínuos e uma forma de secção transversal constante, como é o caso do fio. Neste processo, os feixes de fibras contínuas são impregnados com resina polimérica e são depois puxados através de um molde de dimensionamento que efectua a composição e estabelece a relação resina/fibra. Os feixes são então passados através de um molde de cura que confere uma forma precisa à medida que cura a resina.

2. **Beta Staging:** É um processo de intervenção em que a resina parcialmente curada e os seus feixes de fibras contínuas são deformados noutra forma (por exemplo, fio pré-formado), após o que a cura é concluída.

Propriedades dos protótipos experimentais de FRCs:

i. Cor dos dentes.
ii. A rigidez varia desde a da maioria dos fios multifilares flácidos até quase à do fio de Ti. Estas caraterísticas podem ser variadas durante o fabrico sem qualquer alteração no encaixe da ranhura do fio por pultrusão.

iii.Os testes mecânicos mostram que estes arcos são elásticos até ocorrer a falha e quando esta ocorre o fio perde a sua rigidez mas permanece intacto. Quando comparados com o NiTi, a resiliência e o retorno elástico são comparáveis. Atualmente, desconhecem-se as especificidades de outras caraterísticas, como a formabilidade, a soldabilidade e os coeficientes de atrito. Deverá ser possível obter coeficientes de fricção baixos e uma maior biocompatibilidade através da modificação da química da superfície do polímero. Tal como acontece com os fios metálicos avançados, a sua forma é muito difícil de alterar após a conclusão do processo de fabrico, o que conduz a uma série de problemas práticos para aplicações clínicas.

FIO DE ARCO OPTIFLEX

Optiflex é um fio de arco estético concebido pela Tallas em 1992 e fabricado pela Ormco. Combina uma aparência altamente estética com propriedades mecânicas únicas.

É feito de fibra ótica limpa e é constituído por 3 camadas.
-Núcleo de dióxido de silício que fornece a força para mover os dentes.
-Camada intermédia de resina de silicone que protege o núcleo da humidade e aumenta a resistência.
-Camada exterior de nylon resistente à tensão que evita danos no fio e aumenta ainda mais a sua resistência.

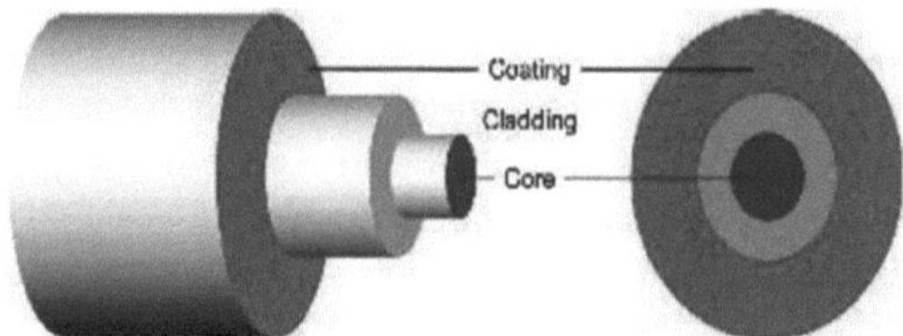

Figura : Composição da fibra ótica transparente: Núcleo - Dióxido de Silício (Sílica), Revestimento - Resina de Silício (Silano), Revestimento - Nylon (Nylon 6-6)

O fio é fabricado em vários tamanhos e pode ser redondo ou retangular. As curvas acentuadas devem ser evitadas, uma vez que podem fraturar a alma.

Propriedades:

i. Amplo raio de ação.

ii. Capacidade de aplicar forças contínuas ligeiras.

iii. É um fio de arco altamente resistente que é especialmente eficaz no alinhamento de dentes apinhados.
Vantagens:

1. É um dos arcos ortodônticos mais estéticos.

2. Completamente resistente às manchas e não mancha/perde o aspeto transparente mesmo após várias semanas na boca.
3. Muito flexível, tem uma gama extremamente ampla de acções

4. Devido às suas propriedades superiores, pode ser utilizado com qualquer sistema de suporte.

Precauções durante a utilização dos fios optiflex

Aplicação: As aplicações são semelhantes às do fio coaxial.

Força contínua ligeira

Eficaz no alinhamento de dentes apinhados Elevada elasticidade
- **Disponibilidade:** Optiflex (Ormco Corporation) nos tamanhos 0,017" e 0,021".

Arcos revestidos
Revestido a teflon:

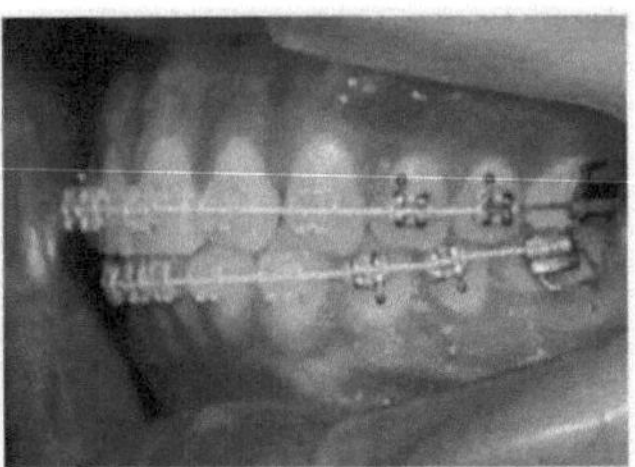

Figure 4: Teflon coated archwires placed intraorally.

• **Estrutura:** O revestimento do material do fio foi introduzido para melhorar a estética e diminuir o atrito. Estes fios foram concebidos para serem esteticamente mais aceitáveis para o paciente. É-lhes dado um revestimento plástico da cor do dente para que se possa misturar com a cor do dente e também com os brackets de cerâmica. Normalmente, o revestimento tem uma espessura de 0,002". O revestimento frequentemente utilizado é o TEFLON .

O revestimento de teflon é aplicado em duas demãos por técnicas convencionais de pulverização de ar ou electrostáticas.
• **Disponibilidade:** Estão disponíveis em tons de dentes naturais ou nas cores azul, verde e púrpura como Lee White Wire (Lee Pharmaceuticals).

Revestido a epóxi: O fio revestido a epóxi é da cor do dente e tem uma resistência superior ao desgaste e uma estabilidade de cor de 6-8 semanas.

• **Disponibilidade:** Está disponível em níquel-titânio e aço inoxidável em arcos pré-formados de diferentes tamanhos, tais como redondo 0,016" a 0,022 "Niti, retangular 0,018" x 0,024" a 0,021" x 0,027" NiTi e redondo 0,014" a 0,018, retangular - 0,18" x 0,024" a 0,021" x 0,027" de aço inoxidável. Os fios revestidos a epóxi estão disponíveis sob o nome comercial de Filaflex (American Orthodontics), têm um núcleo de aço inoxidável de alta resistência e um revestimento de plástico durável da cor do dente. Está disponível em arcos redondos pré-formados de 0,018". Estão disponíveis sob outra marca comercial, Orthocosmetic Elastinol (Masel Orthodontics), que é um fio superelástico de NiTi de alto desempenho, revestido esteticamente, que combina excepcionalmente bem com braquetes de cerâmica ou plástico e não mancha nem descolora, além de resistir a fissuras ou lascas.

Arco de nitânio com tonalidade dentária:

• **Estrutura:** É um fio de Ni-Ti superelástico com plástico especial e revestimentos de cor dentária redutores de fricção que se misturam com a dentição natural, cerâmica, plástico e brackets de compósito e mantêm a sua cor original.

Desvantagens: No entanto, os fios revestidos de cor branca sucumbiram rotineiramente às forças de mastigação e à atividade enzimática da cavidade oral. Por outro lado, os fios transparentes não revestidos têm propriedades mecânicas pobres que funcionam meramente como placebo. A estética é importante para o ortodontista, mas a função é primordial e qualquer coisa menos que isso é inaceitável.

73

• **Disponibilidade:** É comercializado pela Ortho Organizers e está disponível em tamanhos redondos de 0,014", 0,016", 0,018" e rectangulares de 0,016" x 0,022". Estes fios exercem uma força suave.

Newer arch wires [6,7,27, 47, 52,54]

Bioforce Wire

São fios altamente estéticos com um revestimento de ródio de baixa refletividade que dá uma aparência branca. Bioforce Sentalloy que é capaz de fornecer forças selectivas de acordo com as necessidades dos segmentos individuais da arcada dentária. Evans e Durning classificaram fios como o bioforce como fase V ou NiTi termodinâmico graduado. O Bioforce (GAC) oferece 80 gm de força para os anterios e até 320 gm para os molares. Os anterios recebem o triplo da força necessária para um movimento dentário ótimo e biológico, que é conseguido de forma eficiente sem o excesso de força. E com uma aplicação de Ortho Ice, o BioForce torna-se incrivelmente maleável e fácil de fixar nos dentes mais mal posicionados. Fio Turbo

O fio Turbo é um NiTi entrançado retangular de nove fios, com baixa rigidez e grande flexibilidade. O fio turbo é recomendado para desvendar e nivelar, controlando o binário e envolvendo totalmente o suporte. É também eficaz como fio de acabamento, retendo o binário mas permitindo uma utilização elástica vertical.

Bio Twist NiTi

O bio twist é um fio de arco retangular pré-formado de 0,021 × 0,025 formado por múltiplos fios de fio super elástico de titânio. Esta estrutura de múltiplos fios confere ao fio uma força baixa e uma rigidez baixa com uma excelente flexibilidade, e a forma retangular permite um envolvimento significativo da ranhura. O fio Bio twist é ótimo para ser utilizado no início do tratamento, durante a fase de descolagem, porque facilita o nivelamento e o alinhamento, ao mesmo tempo que controla o binário. Este fio também pode ser utilizado no final do tratamento quando a retenção do torque é importante, mas permite o movimento de forças, como os elásticos verticais.

Retranol

Os fios Retranol "The Bite Opener" de curva inversa são produzidos a partir de NiTi endurecido por trabalho. Este fio proporciona uma maior amplitude de trabalho do que os fios SS e proporciona uma estabilidade dimensional ideal para evitar o despejo da anterior durante a retração. O Retranol também necessita de menos mudanças e ajustes nos arcos. Durante todo o tratamento, o retranol permanece ativo sem se deformar. Disponível em formas redondas e rectangulares, nas arcadas superior e inferior.

Curva inversa do fio Spee NiTi

A Ultimate oferece cinco formas de fio para correção da curva de spee (RCS) para satisfazer as suas necessidades de correção da curva de spee. Todos são cuidadosamente acabados para assegurar que o fio desliza facilmente através da ranhura do bracket e aplica uma força contínua para um movimento ideal. A curva de spee invertida pode ser utilizada para correção da mordida ou, com molas e elastómeros, para retração. Disponível em duas formas: forças Ultra Therm® superelásticas e activadas pelo calor.

Fio Triforce

Implantação - Nitretação. Vantagem: torna o titânio mais estético, aumenta a dureza, reduz o atrito (0,22-0,25), reduz a libertação de níquel para a boca.
É um fio pré-programado para fornecer a quantidade correta de força para cada área da boca. Fornece forças elevadas aos molares, forças médias aos bicúspides e forças ligeiras aos incisivos. Estes fios são fios austeníticos e fornecem força constantemente. Evita a queda de molares, rotações indesejadas de pré-molares e força suave nos anteriores, sem causar desconforto. Proporciona controlos tridimensionais desde o início do tratamento.

Fio de Menzamium

O aço inoxidável é fabricado através de um processo patenteado de fusão a alta pressão, em que o manganês e o azoto substituem o componente alérgico do Ni8. É ideal para doentes sensíveis ao níquel. É também resistente à corrosão e duradouro.

Timolium

O Timolium (titânio-vanádio) é um fio de titânio de tecnologia avançada com uma superfície lisa que reduz consideravelmente a fricção.
Composição:

Esta é também designada por liga de titânio alfa-beta, fabricada pela TP Orthodontics.

O titânio é o principal constituinte, sendo o alumínio e o vanádio os agentes estabilizadores. A composição é de mais de 85% de titânio, 6,8% de alumínio e 4,2% de vanádio. O alumínio estabiliza a fase alfa do titânio à temperatura ambiente, enquanto o vanádio estabiliza a fase beta. Esta liga contém ambos os elementos estabilizadores e ambas as fases alfa e beta da liga de titânio, apresentando assim uma rara combinação de resistência e suavidade de superfície.

Vantagens:

• A superfície do Timolium é muito mais lisa do que a do fio TMA (beta titânio) tradicional.
• Maior resistência à rutura devido à sua superfície lisa, o fio Timolium tem menos defeitos superficiais que actuam como propagadores de fissuras.
• O seu elevado limite de elasticidade resiste à flexão sem quebrar.

• Podem ser facilmente efectuados laços e curvas intrincados para acomodar uma variedade de opções de tratamento.

• Estes fios combinam a flexibilidade, a força contínua e o efeito de mola do Ni-Ti com a elevada rigidez e capacidade de dobragem do fio de aço inoxidável.
Os ortodontistas que utilizam o Timolium concordam que é ideal para torcer e inclinar brackets cerâmicos, com maior resistência ao escoamento e à compressão do que o TMA.

Arco de titânio-nióbio

Recentemente, foi introduzido um novo "fio de acabamento" feito de uma liga de titânio-nióbio sem níquel. De acordo com os fabricantes, a informação sobre o produto TiNb é macia e fácil de formar, com a mesma gama de trabalho que a SS, e a rigidez é 20% inferior à TMA e 70% inferior à SS. As propriedades mecânicas destes fios de acabamento de titânio-nióbio recentemente introduzidos foram investigadas tanto no modo de carga de flexão como de torção, a rigidez, o ponto de escoamento, o comportamento pós-esforço e o retorno elástico dos fios de titânio-nióbio foram determinados experimentalmente e comparados com os de fios de SS de igual dimensão.

Arco sem deriva

Um batente de linha média de 1 mm impede o deslocamento lateral do fio. A deslocação do fio pode ferir a mucosa bucal de um lado e o fio fica fora do tubo bucal do outro lado. O batente permanente também actua como um ponto de referência da linha média. As medições podem ser efectuadas facilmente.

Fios triangulares

Broussard e Graham, em 2001, introduziram o fio triangular SS para uso ortodôntico. Os fios triangulares são triângulos equiláteros em secção transversal de 0,030" de lado com arestas arredondadas, sendo necessários fios especiais para a sua dobragem. Estes fios podem ser usados para fazer retentor, aparelho de remoção e retentor lingual ligado.

FIO DE POLÍMERO ORGÂNICO (QCM)

Este material pode ser dobrado com um alicate, mas voltará à sua forma original se não for tratado termicamente durante alguns segundos a uma temperatura inferior a 230°C (ponto de fusão). Os pacientes que usaram braquetes estéticos de cerâmica ou de plástico durante o tratamento ortodôntico, provavelmente vão querer retentores estéticos após o tratamento, por isso estes fios são utilizados para retentores maxilares estéticos.

Fios de ligadura em compósito que relaxam o stress

Foi desenvolvida uma ligadura de compósito relaxante que possui caraterísticas mecânicas e estéticas que a tornam atractiva para utilização em ortodontia. O compósito polímero-polímero de cor neutra foi criado envolvendo fibras de poli (etileno) de peso molecular ultra-alto num polímero de poli (n-butil metacrilato), que foi formulado a partir de um polissol e de uma concentração óptima de éter etílico de benjoim. A ligadura composta resultante exibiu uma resistência à tração mais de duas vezes superior à da ligadura de SS macia e morta, e uma decomposição da tensão-relaxamento significativamente superior à da ligadura de SS.

CONCLUSÃO

Os recentes avanços nos arcos ortodônticos demonstram um claro compromisso com um elevado padrão de desempenho, aprendizagem ao longo da vida e acreditação rigorosa na procura de um arame ideal. Os eminentes defensores da ortodontia foram tão longe na procura de um fio ideal com o qual pudessem brincar, em vez disso, o fio brincou com eles e talvez um dia estes dobradores de fios venham a fazer uma pesquisa há muito esperada de um fio ideal e esperamos que o amanhecer chegue cedo.

REFERÊNCIAS

1. Singh DP. Arcos Estéticos em Ortodontia - Uma Revisão. J Oral Hyg Health 2016; 4: 194. doi: 10.4172/2332-0702.1000194

2. Kusy R. Uma revisão dos arcos contemporâneos: suas propriedades e caraterísticas. Angle Orthod 1997;67(3):197-208

3. John F M, Angus Walls. Applied dental materials Blackwell publishing ISBN: 978-1-405-13961-8 , Capítulo 1

4. Khamatkar A . Propriedades ideais dos fios ortodônticos e suas implicações clínicas - uma revisão. IOSR 2015;14(1):47-50

5. Chang H P; Yu-Chuan Tseng. K J M S 2018; 34(4):202-06

6. Aggarwal A, Bhattacharya P, Kaushal S. Fios ortodônticos mais recentes: Revolution in orthodontics-A review. J Dent sciences and oral rehabilitation 2011;1:30-33

7. Malik N, Dubey R, Kallury A, Chauksye A, Shrivastav T, Kapse BR. Uma revisão dos arcos ortodônticos. J Orofac Res 2015;5(1):6-11.

8. Asbell, Hill - Uma breve história da ortodontia .AJODO 1990 Aug;98(2):176-183.

9. Basavaraj Subhashchandra Phulari. History of Orthodontics (História da Ortodontia). JP Medical Ltd, 30-Jun-2013 página 20-24

10. Vaden JL. Um século do aparelho edgewise. APOS Trends Orthod 2015;5:239-49.

11. Gaurav Solanki. et al. Uma revisão sobre diferentes fios ortodônticos. Jornal de Enfermagem do Pacífico Asiático. 2014;1(1):24-26

12. Dra. Phoebe Good. História dos aparelhos ortodônticos desde a Antiguidade até aos nossos dias. Boletim PCSO verão 2006

13. Asbell, Hill - A brief history of orthodontics, AJODO 1990 sep;98(3): 206-213.

14. Begg P.R. , Kesling P.C. Begg,s Orthodontic Theory and Technique- Third Edition.

15. Skinner e Philips : Ciência dos materiais dentários, Décima edição.

16. Burstone CJ, Qin B, Morton Y . Fio chinês Niti - Uma nova liga ortodôntica. Am J Orthod. 1985 Jun;87(6):445-52.

17. Miura F, Mogi M, Ohura Y e Hamanaka H. Propriedade super elástica do fio japonês NiTi para uso em Ortodontia. AJODO 1986;90(1):1-10.

18. Andreason G. Um ensaio clínico de alinhamento dos dentes utilizando um fio de nitinol térmico de 0,019 polegadas. AJODO 1980;78(5):528-537.

19. Burstone CJ , Goldberg, Beta titanium : Uma nova liga ortodôntica Am J Orthod. 1980 Feb;77(2):121-32

20. Sunil Kapila, Gary D. Richhold et al. Effects of clinical recycling on mechanical properties of nickel-titanium alloy wires 1991;100(5): 428-435

21. Smith GA, Von Fraunhofer JA, Casey GR. O efeito da utilização clínica e da esterilização em arcos ortodônticos selecionados 1992;102(2):153-159

22. Tallas MF.Optiflex Arch Wires - Tratamento de uma mordida aberta de classe III esquelética. JCO 1992 Abr;26: 245-252.

23. Burstone CJ, Farzin-Nia F .Produção de TMA de baixo atrito e colorido por implantação iónica. J Clin Orthod. 1995 Jul;29(7):453-61.

24. Evans TJ, Jones ML, Newcombe RG.Comparação clínica e perspetiva de desempenho de três fios de alinhamento de arcos. Am J Orthod Dentofacial Orthop.1998 Jul;114(1):32-9

25. Zufall SW, Kusy P. Relaxamento da tensão e comportamento de recuperação de fios ortodônticos compósitos em flexão. Eur J Orthod. 2000 Feb;22(1):1-12.

26. Huang Z M et al. Fabrico de um novo fio ortodôntico em compósito e validação através de um modelo micromecânico de ponte. Biomaterials, Guilford 2003;24(17):2941-2953

27. Vinod Krishnan, Jyothindra Kumar. Propriedades Mecânicas e Caraterísticas de Superfície de Três Ligas de Arco. Angle Orthod 2004;74:825-831.

28. Reicheneder CA , Baumert U , Gedrange T , Proff P , Faltermeier A ,Muessig D. Propriedades de fricção de brackets estéticos.European Journal of Orthodontics2007; 29 :359-365

29. Haryani J, Ranabhatt R. Arcos ortodônticos estéticos contemporâneos - um artigo de revisão verão de 2016;5(3):125-130

30. Elayyan F, Silikas N, Bearn D. Mechanical properties of coated superelastic archwires in conventional and self-ligating orthodontic brackets.Am J Orthod Dentofacial Orthop. 2010 Feb;137(2):213-7.

31. Burstone CJ, Liebler SA, Goldberg AJ. Polyphenylene polymers as esthetic orthodontic archwiresAm J OrthodDentofacialOrthop. 2011 Apr;139(4):e391-8

32. Laino G, Santis RD, Gloria A et al. Propriedades Calorimétricas e Termomecânicas de Fios Ortodônticos à Base de Titânio: Relação DSC-DMA para prever o módulo de elasticidade. J Biomater Appl. 2012 Mar;26(7):829-44.

33. Iijimaa M ; Mugurumab T ; Brantley WA. Efeito do revestimento nas propriedades dos fios ortodônticos estéticos de níquel-titânio. Angle Orthod. 2012;82:319-325.

34. Da Silvaa DL; Mattos CT. Estabilidade de cor e fluorescência de diferentes fios ortodônticos estéticos. Angle Orthod. 2013;83:127-132.

35. Jung-Yul Cha Y. Comparação das forças de atrito entre fios ortodônticos estéticos revestidos e braquetes de auto-ligação Korean J Orthod. 2014 july;44(4):157-6

36. Abdelrahman RSh, Al-Nimri KS, Al Maaitah EFA. Comparação clínica de três arcos de alinhamento em termos de eficiência de alinhamento: Um ensaio clínico prospetivo. Angle Orthod. 2015 May;85(3):434-9. doi: 10.2319/041414-274.1. Epub 2014 Aug 4

37. Rongo R, Valletta R, Bucci R, Rivieccio V et al. Biocompatibilidade in vitro de fios ortodônticos estéticos de níquel-titânio. Angle Orthod. 2016 Sep;86(5):789-95

38. Gayathri M , Jain R K , A V Arun. Revisão Sistemática sobre a Eficiência do Alinhamento Inicial do Fio Coaxial.RJPBCS;2016: 7(4):2961-65

39. Mugurumaa T, Iijimab T ; Yuasa T et al. Caracterização dos revestimentos que cobrem fios ortodônticos estéticos e sua influência nas propriedades de flexão e fricção. Angle Orthod. 2017;87:610-617

40. Szuhanek C. Material Characteristics of the Orthodontic Archwires (Caraterísticas do material dos arcos ortodônticos), Livro científico internacional DAAAM 2011, capítulo 24 pp. 301-308.

41. OP kharbanda. Ortodontia. Publicações Elsevier 2nd edition: 326-339

42. Brantley WA, Eliades T. Materiais ortodônticos: Aspectos científicos e clínicos. Stuttgard, 2001

43. Brantley WA. Fios ortodônticos. Medicina dentária de bolso

44. Graber L, Vanarsdall R, Vig C. Orthodontics - Current principles and techniques, 5th edition.

45. Nath R , Raju A, Paul R, Koushik H, George M. Archwires : Uma caminhada para um

ortodontista 2016; 3(12):2446-49.

46. Pelsue BM, Zinelis S, Bradley T, Berzins D, Eliades T. Estrutura, Composição e Propriedades Mecânicas dos Fios Ortodônticos Australianos. The Angle Orthodontist: janeiro de 2009;79(1): 97-101

47. Jyothikiran H, Shantharaj R, Batra P, Subbiah P, Bhagya Lakshmi et al.Total Recall: Uma atualização sobre fios ortodônticos IJO 2014;25(3):39-48

48. Fuijo Miura et al. Nova aplicação de fios rectangulares super elásticos de Niti. J. Clin. Orthod 1990; 24(9):544 - 48.

49. Buckthal JE, Kusy RP. Efeitos de desinfectantes frios em arcos de níquel titânio. AJODO 1988;94: 117-122.

50. Kusy RP, Greenberg AR. Comparação das propriedades elásticas dos fios de titânio de níquel e de titânio Beta. AJO 1982;82: 199 -205.

51. Kapila S, Sachdeva R. Mechanical properties and clinical applications of orthodontic wires.1989;96(2):100-102.

52. Philip N, Sunny S, George LA, Antony PJ. Arcos ortodônticos mais recentes: Imparting Efficacy to Esthetics. Revista Internacional de Odontologia em Saúde Oral. 2016;2(2):102-105

53. Binder R E, SCOTT A. Journal of Clinical Orthodontics, 2001 - jco-online.com www.jco- online.com/media/17190/jco_2001-11-682.

54. Tallas MF. Tratamento com fio Optiflex de uma mordida aberta de classe 3 esquelética. Clin. Ortho. 1992;26(4): 245 - 52.

55. Fujio Miura et al. A propriedade super elástica do fio de níquel-titânio para uso em ortodontia. Am. J. Orthod. 1986. Vol. 90: 01 - 10.

ÍNDICE

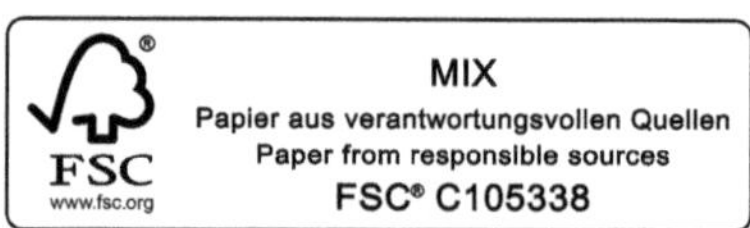

Printed by Books on Demand GmbH, Norderstedt / Germany